Hashimoto als Chance

Ein Arbeitsbuch

Rea Bachmann

Erste Auflage

Herausgeberin: Sandra Roszewski. Rea Bachmann, c/o Sandra Roszewski, Fuldastr. 14, 12045 Berlin

Druck/Herstellung: Amazon Distribution GmbH, Leipzig

ISBN-13: 978-1517128647

Hinweis: Die Anregungen in diesem Buch ersetzen nicht den Arztbesuch.

INHALT

VORWORT

Liebe Leserin, lieber Leser,

herzlich willkommen! Ich freue mich sehr, dass du hergefunden hast!
Bei dir wurde also eine Hashimoto-Thyreoiditis diagnostiziert? Dann bist du einer von vielen Menschen, der mit dieser Autoimmunerkrankung der Schilddrüse leben lernen muss. Je nach Verlauf und Ausprägung der Symptome kann das eine wirklich große Herausforderung darstellen.

Als seit vielen Jahren selbst von Hashimoto Betroffene kenne ich so gut wie jedes Symptom, das bei dieser Erkrankung auftreten kann. Ich kämpfte mit heftigen Gewichtsproblemen ebenso wie mit Konzentrations- und Gedächtnisschwäche, geriet phasenweise in heftige depressive Verstimmungen, die von Unruhe und diffusen Ängsten abgelöst wurden und hatte mit Muskel- und Gelenkschmerzen zu tun, die sprunghaft auftraten, wanderten und ebenso schnell wieder verschwanden.

Zugleich hatte ich das Gefühl, mir irgendwie verlorengegangen zu sein und nicht mehr zu wissen, welche Persönlichkeit mich ausmachte. Die Welt wirkte auf mich grau. Ich selbst wirkte auf mich grau. Vor allem hatte ich vor der Diagnose aber absolut keine Ahnung, was mit mir los war.

Ich erkannte mich selbst nicht mehr wieder. Ich war immer ein positiver, energiegeladener Mensch gewesen, mit jeder Menge Zielen und der nötigen Kraft, diese auch umzusetzen.

Schleichend verwandelte ich mich in eine über alle Maßen erschöpfte Kämpferin, die zwar irgendwie tapfer weitermachte, aber den Sinn nicht mehr sah. Egal, was ich auch versuchte - ich fühlte mich immer wie auf „Notstrom".

Es dauerte sehr viele Jahre, bis die Erkrankung schließlich durch einen aufmerksamen Arzt diagnostiziert wurde. Für mich erwies es sich in der Folge als positiv, sowohl einen schulmedizinischen als auch einen alternativmedizinischen Weg einzuschlagen.

Durch die Schulmedizin erfolgte die Substitution der dringend benötigten Hormone. Meine Schilddrüse war durch die jahrelang wütende Entzündung bereits so klein, dass an einen Verzicht auf diese Medikation nicht mehr zu denken war.

Ich ließ auch alle anderen hormonellen Regelkreise überprüfen, was sich als wichtig erwies. Oftmals findet sich bei einer Hashimoto-Erkrankung auch noch eine Dysbalance im Bereich der Nebenniere oder bei den Sexualhormonen. Lasse diese Felder bitte auch abklären, wenn du das Gefühl hast, dass es dir trotz guter medikamentöser Einstellung der Schilddrüse nicht deutlich besser geht. Am besten wendest du dich dafür an Endokrinologen, die alle Hormone gut im Blick haben.

Es dauerte gut ein Jahr, bis ich vernünftig eingestellt war, doch die Medikation zeigte Wirkung und es ging mir Schritt für Schritt besser. Schwankungen waren dennoch an der Tagesordnung und ich brauchte lange, bis ich mich daran gewöhnte, mit dieser Achterbahn zu leben und trotzdem in Gelassenheit zu bleiben. Ich fragte mich, was ich noch tun könnte, um meinen Zustand zu verbessern.

Mich interessierte nicht nur eine gute Einstellung der hormonellen Werte. Ich wollte mehr über meinen persönlichen Hashimoto erfahren, mich damit auseinandersetzen und auf Spurensuche gehen. Wieso hatte sich mein Immunsystem gegen mich selbst gerichtet? Was hatte mein Verhalten in der Vergangenheit vielleicht dazu beigetragen und vor allem: Wie konnte ich in Zukunft mit mir ins Reine kommen?

Mir war klar, dass nichts und niemand mir meine zerstörte Schilddrüse zurückgeben konnte - aber ich wollte alles tun, um mich wieder so gesund und leistungsfähig wie nur möglich zu fühlen. Für mich erweisen sich Akupunktur, Aufstellungsarbeit und Hypnotherapie als sehr fruchtbringend, aber es gibt natürlich noch viele andere Wege, um mehr über sich selbst und die Hintergründe des eigenen Hashimoto zu erfahren.

Erkundige dich über die Möglichkeiten in deiner Umgebung und siehe es als Chance, über den Tellerrand zu blicken und langfristig sogar von deiner Erkrankung zu profitieren. Hashimoto kann ein guter Lehrer sein, der dir sehr viele wertvolle Erkenntnisse über dich selbst bringt – wenn du Lust hast, dich dieser Herausforderung zu stellen, auf Entdeckungsreise zu gehen und dich darauf einzulassen.

In diesem Tagesplaner geht es ausdrücklich nicht um die medizinischen Grundlagen des Hashimoto. Dafür gibt es genügend andere Literatur. Auch Tipps zur Behandlung und Selbstmedikation sind inzwischen so zahlreich auf dem Markt, dass ganz sicher jeder etwas Passendes für sich finden kann. Auf Wiederholungen dieser Art möchte ich deshalb verzichten.

Dieser Planer verfolgt einen anderen Ansatz, der oft vernachlässigt wird: Welche Hintergrundthemen finden sich beim Hashimoto? Welche Lernaufgaben verstecken sich in der Erkrankung? Was kann man zur Selbstreflexion tun, um sich besser zu fühlen? Und wie findet man durch diese Beschäftigung mit sich selbst wieder zu dem zurück, was einem wirklich wichtig ist?

Viele Menschen mit Schilddrüsenproblemen haben Scheu, ihre Wünsche und Bedürfnisse offen zu äußern. Oftmals sind ihnen diese auch gar nicht bewusst, da sie über Jahre oder gar Jahrzehnte gelernt haben, sie zurückzuhalten.

Ängste tauchen ebenfalls häufig auf. Angst vor Zurückweisung, Angst davor, sich lächerlich zu machen, Verlustangst und Existenzangst sind nur einige der auftretenden Formen. Hashimoto kann der Anlass sein, um sich auf die Suche nach dem eigenen, verlorengegangenen Ich zu machen. Er kann ein Wegweiser werden, um wieder mehr auf die eigene innere Stimme zu vertrauen, Intuition wiederzuentdecken und mit Neugier herauszufinden, was die Welt noch an Möglichkeiten bereithält - wenn man es wagt zu träumen, zu planen, auszuprobieren und der Seele Raum zum Ausdruck zu geben.

Die Schilddrüse hat die Form eines Schmetterlings. Ich finde dieses Bild sehr schön und vor allem auch sehr passend. Als chronische Entzündung sorgt das Immunsystem beim Hashimoto dafür, dass der Schmetterling zerstört wird. Er verliert die Flügel, seine Leichtigkeit, seine

Spontanität und seine Eleganz. Manche Schmetterlinge verharren sogar im Stadium vor der Entfaltung, bleiben als Raupen in ihren Kokons und verpassen damit das schönste, was das Leben zu bieten hat.

Hashimoto kann ein Anstoß sein, um die Schmetterlingsqualitäten zurück zu erobern, zu wachsen und sich der Schönheit und der eigenen Fähigkeiten bewusst zu werden. Du kannst es selbst in die Hand nehmen und dich gezielt mit den Hintergründen beschäftigen, die dich zu Boden drücken, anstatt dich resigniert dem Schicksal einer chronischen Krankheit zu ergeben.

Auf dem Cover dieses Buches finden sich viele unterschiedliche Schmetterlinge. Ebenso ist es mit der Hashimoto-Thyreoiditis: Keine Erkrankung gleicht der anderen. Manche Betroffene springen von der Schilddrüsenunterfunktion in die Überfunktion und wieder zurück, bei anderen überwiegt deutlich die Unterfunktion, einige kämpfen mit heißen oder kalten Knoten und wieder andere mit einer sich bildenden Struma. Die Symptome prägen sich bei jedem unterschiedlich aus, in anderer Intensität, in verschiedener Verteilung - und trotzdem bleibt ihnen allen eines gemeinsam - es dreht sich um den verletzten Schmetterling.

Wir werden uns in diesem Arbeitsbuch damit befassen, deinen Seelenschmetterling wieder zum Fliegen zu bringen. Du erhältst jeden Tag einen Impuls zu einem bestimmten Thema. Natürlich kannst du selbst frei entscheiden, wie tief du in die Thematik einsteigst und ob du dir Gedanken zu den Themen machen möchtest. Vielleicht ist einiges im Moment genau das, was du brauchst und anderes stellt sich erst später als interessant heraus.

Hashimoto-Erkrankungen gleichen einer Reise. Wir sind niemals alle auf der gleichen Etappe unterwegs und manche Abschnitte umgeht man durch eine Abkürzung, weil es in diesen Bereichen für einen selbst gerade weniger zu lernen gibt als in anderen. Dieses Buch kann daher nicht den Anspruch auf Vollständigkeit erheben. Es soll dir aber Anregungen geben, die sonst in Behandlungen oft zu kurz kommen. Es soll deine seelische Ebene ansprechen, soll dich animieren, nach Auslösern und Möglichkeiten zu suchen, so dass dir das Leben mit der Erkrankung leichter fällt.

Für mich ist der Hashimoto nach all den Jahren, die wir uns nun schon „kennen", eine Art Barometer. Er zeigt mir sehr genau auf, wann ich mich übernommen habe, wann ich Grenzen nicht achte, wann ich gegen mich zu arbeiten und gegen meine Prioritäten zu leben beginne.

Inzwischen bin ich ihm oft sogar dankbar, weil er mich sehr vehement davor bewahrt, mich in zu erschöpfende Situationen zu bringen oder zu lange in für mich negativen Zusammenhängen zu verharren. Sobald man gelernt hat, diese Erkrankung als einen inneren Wächter zu betrachten und ihre Signale zu deuten, kann sie hilfreich sein. Das hört sich für dich gerade vielleicht ein wenig verrückt an, aber es war für mich auch ein jahrelanger Weg. Dennoch möchte ich dich herzlich einladen, dich mit diesem Buch als Wegbegleiter ebenfalls auf die spannende Reise zu machen. Eventuell wirst du feststellen, dass sich viele Puzzleteile zusammenfügen, die bisher wild verstreut herumlagen. Vielleicht erhältst du Ideen, um dein Leben in Zukunft in neue Bahnen zu lenken und damit glücklicher zu werden als bisher.

Hashimoto muss kein Fluch sein - ich sehe ihn als Chance. Und ich würde mir wünschen, dass dieses Buch dir hilft, die individuellen Chancen einer Hashimoto-Erkrankung zu erkennen. Es gibt sie. Und sie können dir einen neuen Blick und leichte Flügel verleihen, wenn du sie entdeckst.

Ich wünsche dir eine gute und erfüllende Reise zu dir selbst.

Herzlich

Deine Rea Bachmann

EIN ARBEITSBUCH ALSO …

Wie schon im Titel betont, handelt es sich hier nicht um einen Ratgeber, sondern um ein Arbeitsbuch. Es geht vor allem um Selbstreflexion. Ich möchte dir mit den täglichen Impulsen Anstöße geben, um über verschiedene Dinge nachzudenken und dich mehr mit deiner eigenen Persönlichkeit, der Hashimoto-Erkrankung und den möglichen Hintergründen, vor allem aber auch mit deinen Zielen und Wünschen zu beschäftigen. Diese bestehen natürlich auch trotz einer chronischen Erkrankung und es ist enorm wichtig, sich der Kraft wieder bewusst zu werden, die trotz aller Erschöpfung und Niedergeschlagenheit, trotz der Schwankungen und trotz der vielfältigen Herausforderungen, in dir wohnt.

Wie kannst du nun dieses Buch optimal nutzen?

Du findest für jeden Tag Anregungen, in die du mehr oder weniger tief einsteigen kannst, sowie einige ausführlicher behandelte Themen, die als Exkurse im Buch verstreut sind. Wenn dir ein Thema wichtig erscheint, wirst du naturgemäß mehr darüber nachdenken und reflektieren, als über ein Thema, das (momentan) deine Bedürfnisse nach Erkundung nicht ganz so stark trifft. Vielleicht bekommt dieses aber später eine neue Bedeutung, das kann sich im Verlauf der Hashimoto-Reise ändern. Picke dir daher bitte einfach genau das heraus, was dir aktuell wichtig erscheint. Du kannst in der Arbeit mit diesem Buch nichts falsch machen. Alles, was sich ergibt, ist zur richtigen Zeit am richtigen Ort und führt dich ein Stückchen mehr zu dir selbst zurück.

Neben den Impulsen findest du auch einige Fragen zu deinem Befinden. Besonders liegen mir aber die täglichen Ziele am Herzen. In diesem Bereich kannst du aufschreiben, was du dir (trotz Hashimoto - oder gerade deswegen!) für den Tag vornimmst. Es geht nicht darum, besonders viel zu schaffen, sondern konstant jeden Tag positiv nach vorne zu sehen.

Solltest du dich gut fühlen, nimm dir entsprechend viel vor, solltest du einen eher schlechten Tag haben, kannst du weniger einplanen oder dir auch einfach „Ruhe“ verordnen. Ja, auch das ist möglich und erlaubt!

Dieses Planen und Notieren wird dir dabei helfen, wieder mehr Struktur in deinen Alltag zu bekommen und zugleich darüber zu reflektieren, was du eigentlich trotz chronischer Krankheit leistest. Den meisten ist nicht bewusst, wie viele Herausforderungen sie tagtäglich mit Bravour meistern.

Indem du deine Erfolge konstant aufschreibst, behältst du sie im Gedächtnis und würdigst, was du erreichst. Dafür gibt es einen eigenen Abschnitt am Ende eines jeden Tages. Hier kannst du notieren, was dir gut gelungen ist, worauf du stolz bist und was dir an dem Tag wichtig war.

Wenn du mit der Taschenbuchversion arbeitest, kannst du die Notizen einfach direkt hier in dieses Buch schreiben. Solltest du es als Ebook lesen, kaufe dir zu diesem Zweck ein richtig schönes Notizbuch, in das du täglich Eintragungen vornimmst. Achte darauf, dass es ein Notizbuch ist, das dir wirklich gut gefällt, denn du solltest es gerne in die Hand nehmen und gerne damit arbeiten.

Diese Aufzeichnungen sind der Dreh- und Angelpunkt für jede Veränderung in deinem Leben mit Hashimoto. Es ist wichtig, dass du sie erst nimmst. Anfangs erscheint es dir eventuell unwesentlich, vielleicht sogar lächerlich, auch Kleinigkeiten aufzuschreiben - aber es liegt eine große Kraft und jede Menge Antrieb für alle deine geplanten Veränderungen genau in diesen Notizen verborgen. Deshalb ist die Zielsetzung für jeden Tag so entscheidend. Sie bringt Klarheit in dein Leben und macht es dir leichter, voranzukommen.

Oft hat man das Gefühl, sich pausenlos nur noch im Kreis zu drehen. Meistens stimmt das nicht. Es bewegt sich immer etwas vorwärts. Wir realisieren es nur nicht, weil wir den Fokus nicht darauf richten. Dieses Arbeitsbuch soll dich dabei unterstützen, aus dem Hamsterrad heraus und zu mehr Handlungsfähigkeit und Klarheit zurückzufinden.

Manche Menschen mit Hashimoto sind phasenweise so entmutigt, dass sie sich kaum noch trauen, Ziele anzuvisieren. „Das schaffe ich ohnehin nicht", oder „Mir fehlt dafür die Kraft" hört man häufig. Ich halte das - Verzeihung - für Ausreden. Jedes Ziel, und sei es noch so groß, besteht aus vielen kleinen Etappen. Diese Etappen lassen sich notfalls auch in winzige Schritte unterteilen. Und winzige Schritte sind selbst mit einem einschränkenden Hashimoto möglich! Es ist eine Frage des Vertrauens, das du in dich selbst hast. Und dieses Vertrauen kannst du stärken, indem du dir täglich durch Notizen klarmachst, wie viel du leistest und wie großartig all die Dinge sind, die du machst.

Beispiel gefällig? Okay … Du bist aufgestanden? Wunderbar! Manche schaffen nicht einmal mehr das! Du hast dich zum Sport aufgerafft? Prima! Du hast dich gesund ernährt, dich informiert, hast dich von anderen nicht übervorteilen lassen, hast nicht gegen deine Überzeugungen gelebt, dich selbst wichtig genommen, jemanden zum Lächeln gebracht, deinen Kleiderschrank aussortiert, die Wohnung aufgeräumt, Freunde getroffen, ein neues Hobby entdeckt, bist spazieren gegangen, hast einen Job gut erledigt, hast taggeträumt oder eine lange geplante Postkarte endlich abgeschickt? Hervorragend! Alles das sind kleine Erfolge in deinem Alltag! Und jeder Schritt, den du für ein bestimmtes Ziel unternimmst, bringt dich näher dorthin. Nichts ist zu klein oder zu unwichtig, als dass du es nicht aufschreiben solltest, wenn du dir deine Erfolge trotz Hashimoto bewusst machen möchtest. Habe bitte keine Scheu, auch Dinge zu notieren, die dir vielleicht im Vergleich mit anderen Menschen lächerlich erscheinen. Es geht hier nicht um das, was andere leisten. Es geht um dich. NUR UM DICH.

Eigentlich schön, oder? Du kannst dich mit diesem Buch mit dem befassen, was dich beschäftigt, was dir wichtig ist. Wahrscheinlich ist das in der Vergangenheit oft zu kurz gekommen, oder? Du kannst hier an dir arbeiten und dabei Freude haben, weil alles sein darf und nichts sein muss. Gönne dir diese Zeit mit dir selbst. Erlaube dir, Spaß zu haben an deinen täglichen Erfolgen. Und sei dir bitte wichtig genug, es dann auch täglich aufzuschreiben. Mindestens 5 Erfolge pro Tag sollten den Weg in dieses Buch finden. Wenn dir mehr einfällt, wunderbar! Schreibe alles auf. Du wirst später zurückblättern und mit Recht sehr stolz auf dich sein.

Bevor wir unsere gemeinsame Reise richtig starten, möchte ich dich bitten, ganz offiziell einen Vertrag mit dir selbst einzugehen. Er besiegelt, dass du während der Zeit, in der du mit diesem Buch arbeitest, gut auf dich achtest und alles dafür gibst, dass es dir besser geht.

Vertrag mit mir selbst

Ich, ______________________________, bestätige hiermit, dass ich in der Zeit vom __________ bis ____________ besonders gut auf mich achte und alles dafür tue, dass es mir gut geht. Ich kümmere mich achtsam und liebevoll um mich selbst, höre auf die Bedürfnisse meines Körpers ebenso wie auf die Bedürfnisse meiner Seele und genieße die Zeit, die ich mit mir verbringen kann. Ich gönne mir Schönes, wann immer ich kann und sorge dafür, dass ich eine wunderbare Zeit verbringe. Dieser Vertrag ist nicht kündbar und kann nach Ablauf des oben genannten Zeitabschnitts jederzeit verlängert werden.

Ort, Datum　　　　　　　　　　　Unterschrift

PLANUNG DER ERSTEN WOCHE

Herzlich willkommen zur ersten Woche! Wir starten jetzt unsere gemeinsame Reise und zu Beginn möchte ich dich bitten, dass du dir ganz generell einmal überlegst, was dir für deine Zukunft wichtig wäre. Wie sieht das Leben aus, das du (trotz oder gerade wegen) deiner Hashimoto-Erkrankung führen möchtest? Wie willst du dich langfristig fühlen, wie möchtest du sein, was möchtest du umsetzen? Welche Pläne hast du, welche Träume, welche Wünsche?

Schreibe dieses Ziel bitte hier auf. Wichtig ist, dass du es formulierst, als wäre es bereits Realität. Ich gebe dir gerne als Beispiel das Ziel, das ich mir vor einigen Jahren gesetzt habe, als ich begann, mich mit meinem Hashimoto auseinanderzusetzen. Es ging mir damals körperlich und seelisch schlecht, aber ich wollte mich nicht damit abfinden, dass mir diese Erkrankung das Leben so schwer machte.

Ich hatte damals vor allem mit schweren Muskel- und Gelenkschmerzen sowie Übergewicht zu kämpfen und fühlte mich oft einfach nur noch gnadenlos erschöpft. Das war aber nicht der Zustand, in dem ich mein restliches Leben verbringen wollte. Deshalb habe ich aufgeschrieben, was mir stattdessen vorschwebte:

Ich, Rea, führe ein aktives und glückliches Leben. Meine Muskeln und Gelenke fühlen sich leicht und frei an und ich habe genügend Energie für alles, was mir wichtig ist. Ich genieße es, Zeit mit den Menschen zu verbringen, die ich liebe und gönne mir genügend Ruhepausen nur mit mir selbst. Ich nehme mir den Freiraum, den ich brauche, setze Grenzen wenn es nötig ist und genieße jeden Tag.

Das ist nur ein Beispiel für mögliche Zielsetzungen. In deinem Fall können ganz andere Themen relevant sein. Formuliere es so, wie es sich für dich gut anfühlt. Wichtig ist nur: Schreibe auf, was du willst. Schreibe nicht auf, was du NICHT mehr willst.

Ich hätte auch schreiben können: *Ich habe keine Muskelschmerzen mehr*. Damit hätte ich den Fokus aber wieder auf die Schmerzen gerichtet. Stattdessen wollte ich eine leichte und freie Muskulatur - die ich heute übrigens habe. Die Schmerzen tauchen nur noch sehr selten auf. Und wenn es so ist, weiß ich, wie ich damit umgehen kann.

Also: Was ist dein Wunsch für dein Leben mit Hashimoto? Ich bin sicher, nach der Arbeit mit diesem Buch werden dir noch weitere Ziele einfallen, aber für den Moment formuliere das, was dir jetzt gerade wichtig ist. Verändern und anpassen kannst du ein Ziel jederzeit. Das alles ist eine Reise, in der du auch einmal die kleinen Gassen links und rechts der Route erkunden darfst, kein starr durchgeplanter Gewaltmarsch. Keine Scheu. Leg einfach los. Hier im Buch (oder in deinem eigenen Notizbuch) findest du Raum.

Vor jeder Woche findest du zudem einen kurzen Abschnitt mit einigen Fragen zu deinen Plänen für die kommenden Tage. Hier kannst du eintragen, was du dir vornimmst und was du erreichen möchtest. Dabei kann es um deine Gesundheit gehen, um deine Beziehungen, deinen Beruf oder sonstige Dinge, die dir am Herzen liegen. Du bist hier keinen Grenzen unterworfen. Wichtig ist nur, dass du darüber nachdenkst, was die kommende Woche für dich bringen soll.

Wie möchtest du dich in dieser Woche fühlen?

Was möchtest du in dieser Woche erreichen?

TAG 1 – LOS GEHT‘S

Schön, dass du da bist und wir heute gemeinsam starten! Indem du mit diesem Buch arbeitest und dich damit befasst, wie dein Weg mit Hashimoto in Zukunft aussehen kann, übernimmst du Verantwortung für dich selbst - und das ist wunderbar! Viele Menschen übernehmen für alles Mögliche Verantwortung, kümmern sich um die Belange anderer, sind immer da, wenn sie gebraucht werden. Nur sich selbst vernachlässigen sie, ohne es überhaupt zu bemerken.

Du machst dich jetzt auf eine Reise, die dich mehr zu dir selbst bringt, zurück in deine Mitte, hin zu deinen Zielen und Visionen. Das, was möglich ist, TROTZ und GERADE wegen Hashimoto, hat mich schon immer besonders interessiert. Vielleicht ermöglicht dir deine Erkrankung etwas, auf das du ohne sie niemals gekommen wärest? Könnte es sein, dass sich sogar neue Türen öffnen?

Hashimoto kann eine Chance sein. Niemand von uns hat Einfluss auf das, was uns vom Leben geschickt wird, aber wir können an jedem Tag, in jeder Stunde, jeder Minute und in jeder Sekunde frei entscheiden, mit welchen Gedanken und welchem Verhalten wir darauf reagieren. Ich wünsche dir viele wunderbare Aha-Erlebnisse. Alles, was du dafür brauchst, ist ein wenig Neugier und der Wunsch, dich selbst auch mit deiner chronischen Erkrankung zu verwirklichen.

Wie möchtest du dich heute fühlen?

Was ist dir heute wichtig? Wie möchtest du diesen Tag gestalten?

Glaubst du, dass manche Dinge mit der Erkrankung nicht mehr möglich sind? Welche sind das? Und warum denkst du, dass du sie nun nicht mehr in dein Leben holen kannst? Schreibe auf, was dir dazu einfällt.

Überlege dir bitte nun, WIE du diese Dinge trotzdem umsetzen kannst. Was brauchst du dafür?

Fällt dir etwas ein, das du erst seit deiner Hashimoto-Erkrankung für dich entdeckt hast? Was ist es? Und könnten noch viele andere Dinge folgen, die dir ohne Hashimoto gar nicht begegnet wären? Lass die Gedanken auf Reisen gehen und schreibe auf, welche Ideen dir kommen.

Reflexion am Abend

Wie hast du dich heute gefühlt?

Was hast du geschafft? Was hat Spaß gemacht? Worauf bist du stolz?

TAG 2 – WIE VIEL WEISST DU?

Es ist wichtig, gut über das Krankheitsbild und die Therapiemöglichkeiten informiert zu sein. Hast du dich bereits mit Hashimoto beschäftigt? Wie gut kennst du dich aus und vor allem: Weißt du, welche Symptome die Erkrankung speziell bei dir auslöst?

Hashimoto ist ein „Chamäleon". Die Symptome sind vielfältig und werden deshalb auch von Ärzten oft lange nicht richtig eingeordnet. Lese dich in die Krankheit ein. Informiere dich. Fachbücher eignen sich dafür meiner Meinung nach besser als Internetforen und das hat einen einfachen Grund: In Foren tauschen sich Menschen aus, deren Krankheitsverlauf meist heftig ist. Sie haben einen hohen Leidensdruck und so kann bei jemandem, der sich gerade neu zu dieser Krankheit informiert, der Eindruck entstehen, schwere Verläufe wären die Regel. Das muss nicht so sein! Es ist gut möglich, dass der Hashimoto bei dir einen gemäßigten Verlauf nimmt, so dass du ihn im Lauf der Zeit kaum noch wahrnimmst und sehr gut in dein Leben integrieren kannst. Lass dich daher bitte nicht beunruhigen.

Informiere dich gut über die Erkrankung und die Behandlungsmöglichkeiten. So gehst du auch viel sicherer und gelassener in Gespräche mit Ärzten und anderen Therapeuten und kannst deine Behandlungswünsche klarer kommunizieren.

Was weißt du bereits über Hashimoto? Welche deiner Symptome führst du auf die Krankheit zurück?

Was möchtest du unbedingt noch herausfinden? Wie und wo findest du Informationen, die dir weiterhelfen?

Wie möchtest du dich heute fühlen?

Was ist dir heute wichtig? Wie möchtest du diesen Tag gestalten?

Reflexion am Abend

Wie hast du dich heute gefühlt?

Was hast du geschafft? Was hat Spaß gemacht? Worauf bist du stolz?

TAG 3 – HAST DU HASHIMOTO ODER HAT HASHIMOTO DICH?

Gestern ging es darum, dass du gut informiert sein solltest. Eine Autoimmunerkrankung lässt sich nicht wegdiskutieren. Die Frage ist aber, wie sehr du dein Leben durch den Hashimoto bestimmen lassen möchtest.

Es gibt einen schmalen Grat zwischen „gut informiert sein“ und „sich von der Krankheit in Geiselhaft nehmen lassen“. Wenn du nicht möchtest, dass der Hashimoto dein ganzes Leben bestimmt, solltest du dafür sorgen, dass du deine Abläufe (eventuell modifiziert) trotzdem beibehältst. Dir ist nicht geholfen, indem du dir jeden Spaß im Leben verwehrst, weil du eine Verschlechterung der Symptome befürchtest. Eine Ausnahme bildet natürlich alles, was sich ganz direkt negativ auf die Autoimmunerkrankung auswirkt, wie zum Beispiel übermäßiger Stress, Rauchen, Jodkonsum oder ähnliches.

Ich vergleiche Hashimoto gerne mit dem Tanz auf einem Drahtseil. Anfangs musst du vorsichtig einen Fuß vor den anderen setzen. Je besser du dich im Lauf der Zeit auskennst, desto leichter wird es. Du gewinnst deine Balance zurück und kannst hier und da sogar einen übermütigen Hüpfer wagen, weil du weißt, wie du einen kurzen Verlust des Gleichgewichts ausgleichen kannst. Gönne dir unbedingt diese Hüpfer im Leben. Verschließ dich nicht vor allem, was Freude macht.

In welchen Lebensbereichen räumst du der Krankheit mehr Raum ein, als gut für dich ist? Wie kannst du das ändern?

Wie möchtest du dich heute fühlen?

Was ist dir heute wichtig? Wie möchtest du diesen Tag gestalten?

Reflexion am Abend

Wie hast du dich heute gefühlt?

Was hast du geschafft? Was hat Spaß gemacht? Worauf bist du stolz?

KRAFTQUELLEN

Erschöpfung, manchmal auch gekoppelt mit nervöser Unruhe, ist sehr typisch für eine Hashimoto Thyreoiditis. Alles erscheint plötzlich zu schwer, jeder Weg zu weit, jede Aufgabe zu anstrengend. Umso wichtiger ist es, dass du deine persönlichen Kraftquellen findest und diese auch regelmäßig anzapfst.

Manche Menschen haben sich noch nie im Leben bewusst gemacht, dass jeder Einzelne von uns diese Ruhepunkte braucht. Je nachdem, wie du bisher mit diesem Thema umgegangen bist, kann es also eine mehr oder weniger große Expedition werden.

Ein guter Kompass auf dieser Reise ins Neuland der Kraftquellen ist dabei deine eigene innere Stimme. Vielleicht musst du auch dieser neu zu vertrauen lernen, doch das ist einfach nur eine Frage der Übung. Frage dich am besten mehrfach pro Tag:

- Was spüre ich im Moment?
- Wie fühle ich mich jetzt gerade?
- Wie fühlt sich mein Körper?
- Wie fühlt sich mein Geist?
- Welche Gedanken habe ich?
- Welche Herausforderungen beschäftigen mich?
- Was umgibt mich gerade?
- Was möchte ICH SELBST in diesem Moment?
- Was wäre jetzt FÜR MICH gut?

Schon die Tatsache, dass du dir diese Fragen stellst und somit bewusst die Aufmerksamkeit ganz sanft auf deine Bedürfnisse richtest, wird etwas verändern. Du bekommst mehr und mehr ein Gespür dafür, welche Dinge dich auszehren und blockieren und was dich ausgleichend wieder in die Balance zurückbringt.

Betrachte es als Spiel, auf das du dich ganz unbedarft einlassen kannst. Es gibt keine Regeln und nichts, das du falsch machen könntest. Es geht nur darum, achtsam zu lauschen und festzustellen, was für dich in einem bestimmten Moment stimmig oder falsch ist.

Im Trubel des Alltags ist vielen Menschen diese Geduld mit sich selbst und die Aufmerksamkeit für die eigenen Wünsche verlorengegangen. Hole dir diese Fähigkeit zurück. Die oben aufgelisteten Fragen werden dich zu deinen individuellen Kraftquellen bringen, an denen du auftanken kannst.

TAG 4 – PRIORITÄTEN SETZEN

Auch, wenn man sich vornimmt, die Krankheit nicht das eigene Leben bestimmen zu lassen: Manchmal fehlt bei einer Hashimoto Erkrankung einfach jede Kraft. Dann ist es umso wichtiger, die Prioritäten klar zu setzen.

Welche deiner Aufgaben sind wirklich so wichtig, dass sie sofort erledigt werden müssen? Im Fall einer Autoimmunerkrankung hast du keine Kraft zu verschwenden, daher ist es umso relevanter, dass du stark zeit- und energieraubenden Aufgaben, die nicht besonders dringend sind, gut aussortieren kannst.

Gerade bei Hashimoto-Patienten findet sich oft die Bereitschaft, bis an die eigenen Grenzen und darüber hinaus zu gehen. Alles soll immer perfekt und vor allem am besten sofort erledigt werden. Dieses Pensum ist aber eben nicht in jeder Verfassung zu schaffen. Eine deiner Aufgaben im Leben mit Hashimoto ist, deine Grenzen zu finden und sie auch zu wahren. Wichtige Aufgaben erfordern natürlich dein Handeln und müssen sofort erledigt werden - egal, wie schwer es fällt. Da du aber durch das Weglassen weniger relevanter Aufgaben freie Kapazitäten gewinnst, kannst du dich den wirklich wichtigen Dingen widmen - selbst, wenn du einmal einen weniger guten Tag haben solltest.

Wer oder was sind deine Zeiträuber?

Wer oder was sind deine Energieräuber?

In welchen Bereichen kannst du delegieren?

Wie kannst du effektiver werden, ohne dich dafür noch mehr anstrengen zu müssen?

Wie möchtest du dich heute fühlen?

Was ist dir heute wichtig? Wie möchtest du diesen Tag gestalten?

Reflexion am Abend

Wie hast du dich heute gefühlt?

Was hast du geschafft? Was hat Spaß gemacht? Worauf bist du stolz?

TAG 5 – ERINNERN

Weißt du, wann dein Hashimoto begann? Kannst du es an einem Ereignis festmachen? Oder haben sich die Symptome bei dir ganz langsam eingeschlichen, so dass du nicht genau sagen kannst, wann es losging?

Versuche, dich dennoch zu erinnern: Welche einschneidenden Erlebnisse gab es in deinem Leben? Welche körperlichen und/oder psychischen Belastungen haben dich stark gefordert? Und was genau hat diese Erlebnisse für dich so schwer gemacht? Fühltest du dich hilflos? Nicht angenommen? Überfordert? Oder war es etwas ganz anderes?

Mir ist wichtig, zu betonen, dass nicht jeder Mensch mit einer Autoimmunerkrankung eine schlimme Kindheit hatte oder Opfer von Gewalterfahrungen wurde. Aber es gibt viele, auf die das zutrifft. Wir gehen deshalb in diesem Buch auch hin und wieder auf Spurensuche. Diese kleinen Puzzleteile können dir dabei helfen, dich selbst besser zu verstehen und einen anderen Zugang für den Umgang mit der Krankheit zu finden.

Erlebnis	**Damit verbundene Emotion**

Wie möchtest du dich heute fühlen?

Was ist dir heute wichtig? Wie möchtest du diesen Tag gestalten?

Reflexion am Abend

Wie hast du dich heute gefühlt?

Was hast du geschafft? Was hat Spaß gemacht? Worauf bist du stolz?

DEPRESSIVE VERSTIMMUNG

Manchmal sind alle Tage grau … Ein schlecht eingestellter Hashimoto kann das ganze Leben zu einer Hölle machen und solange die Diagnose nicht gestellt ist, versteht man die Welt nicht mehr. Es passiert nicht selten, dass Menschen, die eigentlich an einer Störung der Schilddrüse leiden, in die „Psycho-Ecke" abgeschoben werden. Natürlich gibt es immer eine Verbindung zwischen Körper und Psyche - doch solange hormonelle Regelkreise nicht vernünftig eingestellt sind, läuft die beste Therapie ins Leere.

Sollte deine Medikation bereit optimal sein, können Phasen der Melancholie und der depressiven Verstimmung dennoch auftreten. Du unterscheidest dich damit nicht von allen anderen Menschen auf diesem Planeten. Es sind Emotionen, die zu uns gehören und die gelebt werden wollen. Das kann sehr schwer sein, denn in solchen Phasen ist einem einfach alles zu viel. Das Nervenkostüm liegt blank und man selbst versteht diese grundlose Traurigkeit nicht, die einen regelrecht in „Geiselhaft" nimmt. Viele Menschen mit diesen Symptomen ziehen sich aus dem Freundeskreis zurück, weil sie nicht einmal mehr für schöne Erlebnisse genügend Kraft aufbringen können. Die einfachsten Tätigkeiten werden nahezu unmöglich und eine starke Lethargie kann dazu führen, dass Arbeit, Haushalt und auch Tätigkeiten, die normalerweise Freude machen, vernachlässigt werden.

Es ist eine große Herausforderung, damit umzugehen. Sollten diese schwermütigen Phasen verstärkt auftreten, ist es dringend Zeit für eine erneute Überprüfung der Werte beim Arzt. Eventuell hat sich etwas in deinem hormonellen Gleichgewicht verschoben und die Dosierung der Medikamente muss angepasst werden. Manchmal können auch Mangelerscheinungen (Vitamine, Spurenelemente, Anämien) das Auftreten von depressiven Verstimmungen fördern. Lasse das bitte auf jeden Fall überprüfen.

Wenn du optimal eingestellt bist und trotzdem hin und wieder miese Tage hast, dann kannst du ausprobieren, ob folgende Übung dich unterstützt:

Im Akutfall hat es sich für mich als hilfreich erwiesen, mich ganz bewusst zurückzuziehen, mich auf meine Atmung zu konzentrieren und mir klarzumachen, was gerade ganz genau passiert.

Was fühle ich in diesem Moment? Trauer? Angst? Verlust? Hilflosigkeit? Einsamkeit?

Ergründe, welches Gefühl dich genau bewegt und frage dich dann, wo es im Körper zu spüren ist. Sitzt da ein schwerer Druck auf deiner Brust, ein Knoten im Hals oder zwängt etwas dein Herz zusammen? Schmerzt der Bauch, der Kopf oder etwas anderes? Wie genau ist der Schmerz, der Druck, das Gefühl der Enge - oder was auch immer du fühlst?

Lokalisiere, welches Gefühl wo sitzt.

Sobald du das ergründet hast, kannst du den nächsten Schritt ausprobieren: Visualisieren – die Arbeit mit inneren Bildern.

Mir hat stets geholfen, mir mit geschlossenen Augen vorzustellen, an der Stelle, die vom negativen Gefühl eingenommen wird, befände sich eine goldene warme Sonne. Sie erhellt mit ihren Strahlen alles und löst das negative Gefühl nach und nach auf.

Experimentiere ein wenig mit diesem inneren Bild. Du kannst auch eine oder beide Hände flach auf die betroffene Stelle legen, um die Vorstellung zu intensivieren.

Es mag dir ein wenig merkwürdig erscheinen, mit einer Visualisierung gegen so übermächtig scheinende schwere Gefühle antreten zu wollen - doch dieser Kampf ist es wert, ausgefochten zu werden. Übe, dieses innere Bild immer kraftvoller werden zu lassen. Gib nicht auf. Es kann dir helfen, dich nicht mehr so verloren, einsam und hoffnungslos zu fühlen und dir neue Energie geben.

TAG 6 – BEWUSSTMACHUNG

Gestern hast du aufgeschrieben, welche Erlebnisse dich in der Vergangenheit stark erschüttert haben. Heute möchte ich dich bitten, dich darauf zu konzentrieren, wie du die Herausforderungen damals gemeistert hast.

Welche Strategien hast du angewendet, um durch die schwere Zeit zu kommen? Diese Fähigkeiten stecken noch immer - und heute wahrscheinlich verfeinert und besser - in dir. Können einige auch bei Schwierigkeiten, mit denen du durch die Hashimoto-Erkrankung konfrontiert bist, helfen? Finde mindestens drei Fähigkeiten, die dir aktuell eine Hilfe sein können. Mache dir bewusst, dass du handlungsfähig bist!

Das damalige Problem	**Damalige Bewältigungsstrategie**	**Wofür kann das heute nützlich sein?**

Wie möchtest du dich heute fühlen?

Was ist dir heute wichtig? Wie möchtest du diesen Tag gestalten?

Reflexion am Abend

Wie hast du dich heute gefühlt?

Was hast du geschafft? Was hat Spaß gemacht? Worauf bist du stolz?

LEBENSPLAN

Die Schilddrüse steht auch für den Ausdruck unseres eigenen Lebensplanes. Hier geht es um unsere Wünsche, Werte und Bedürfnisse und um die Frage, wie wir diese umsetzen.

Hast du dir schon einmal Gedanken um deinen Lebensplan gemacht? Um alles, was du erreichen möchtest? Was dir wichtig ist? Was du brauchst, um wirklich glücklich zu sein? Angenommen, wir haben tatsächlich nur dieses eine Leben - wäre es nicht geradezu frevelhaft, diese kostbare Zeit nicht in vollen Zügen zu nutzen und zugleich zu genießen?

Um aber voll auf deine Kosten zu kommen, muss dir bewusst sein, was dich glücklich macht. All dies findet sich in deiner individuellen Vorstellung von deinem Leben.

Deine Wünsche

Jeder von uns hat ganz unterschiedliche Wünsche. Die Frage dahinter ist: Was will ich wirklich? Mental, seelisch, materiell, innerhalb von Beziehungen, in Bezug auf die Beziehung mit mir selbst?

Was sind deine wirklichen Wünsche? Sie sind der Antrieb für das, was du Tag für Tag vollbringst und sie können dich sowohl antreiben als auch blockieren. Es ist daher wichtig, dass du dir bewusst Gedanken machst, was dir wirklich wichtig ist.

Was wünschst du dir für dein Leben? Schreibe alles auf. Es kann ruhig 2-3 Seiten einnehmen. Nimm dir allen Platz, den du dafür brauchst und greife notfalls noch zu einem extra Blatt, wenn der Rahmen hier im Buch nicht ausreichen sollte. Lass frei aufs Papier fließen, was dir in den Sinn kommt. Wichtig ist, dass du dir gegenüber ehrlich bist. Niemand außer dir wird all das jemals zu lesen bekommen, wenn du es nicht möchtest. Du brauchst also nichts zurückzuhalten und nichts verstecken.

Meine Wünsche

Deine Werte

Sind dir deine Werte bewusst? Werte sind so etwas wie innere Programme. Sie definieren, was wir für richtig und gut halten und fungieren so oftmals als eine Art Kompass.

Du kannst nicht gegen deine Werte handeln, ohne damit unglücklich zu werden und dich schlecht zu fühlen. Ein Beispiel: Wenn Gerechtigkeit zu deinen Werten gehört, könntest du nicht ungerecht handeln, ohne Gewissenbisse zu bekommen. Ist Loyalität einer deiner Werte, wirst du das Fähnchen nicht achtlos nach dem Wind hängen und Menschen in den Rücken fallen, sobald sie dir nicht mehr dienlich sind. Und so weiter und so weiter …

Damit du weißt, was dich antreibt und blockiert, ist es wichtig, dass du deine Werte kennst. Schreibe auf, welche Wertvorstellungen du hast. Diese beeinflussen dein Denken, dein Handeln und somit dein gesamtes Leben.

Werte sind übrigens nicht unveränderlich. Manchmal kommt es vor, dass wir Wertvorstellungen übernommen haben, z.B. aus der Familie, die für uns heute keinen Sinn mehr ergeben. Manche für dich längst überkommene Wertvorstellung kann so zu einem wirklichen Problem werden und dich daran hindern, glücklich zu sein und ein Leben nach deinen Vorstellungen zu leben. Wenn du diese Blockaden bewusst reflektierst, kannst du damit beginnen, diese alten Vorstellungen loszulassen und durch Werte zu ersetzen, die für dich heute zentral wichtig sind.

Nimm dir bitte auch für das Aufschreiben deiner Werte genügend Zeit und Raum. Es ist wichtig.

Welche Werte hast du?

Deine Bedürfnisse

Es ist sehr einfach: Bedürfnisse zeigen dir, was du brauchst, um glücklich zu sein. Zu unterscheiden sind Grundbedürfnisse wie z.B. Nahrung, Kleidung, sichere Wohnsituation, Liebe, Sexualität und weitergehende Bedürfnisse, die man als Kultur- oder Luxusbedürfnisse bezeichnet. Hier geht um das Bedürfnis nach kulturellem Erleben, um Konsum und ähnliches. Luxusbedürfnisse hängen sehr von der jeweiligen Ausrichtung einer Gesellschaft ab und sind daher nicht allgemeingültig zu definieren.

Frage dich einmal, welche Bedürfnisse dich antreiben. Was fehlt dir? Was möchtest du? Wonach sehnst du dich? Schließe sowohl Grundbedürfnisse als auch Kultur- und Luxusbedürfnisse in diese Liste ein.

Scheue dich auch hier nicht, aufzuschreiben, was dich bewegt. Es ist deine ganz individuelle Liste. Die Notizen eines anderen Menschen zu diesem Thema werden sicher ganz anders aussehen, aber hier geht es um dich. Also: Ran an die Bedürfnisse.

Meine Bedürfnisse

Und? Hast du dich mit diesen drei Fragen beschäftigt? Sehr gut! Sie sind enorm wichtig und beeinflussen dein Leben nicht nur in Hinblick auf deinen Umgang mit dem Hashimoto.

Ich hoffe, du bist mit Klarheit belohnt worden und siehst nun deutlicher, was dich erfüllt, was dich antreibt und was du dir wünschst, um glücklich zu werden. Viele Menschen mit einer Hashimoto-Erkrankung kreisen phasenweise wie in einem Nebel und finden keinen Ausgang aus diesem merkwürdig schwebenden Gefühl der Unsicherheit. Die Beschäftigung mit diesen zentralen Fragen kann helfen, die Nebel nach und nach zu lichten.

TAG 7 – PERFEKTIONISMUS

Viele Menschen mit Autoimmunerkrankungen teilen ein bestimmtes Muster: Sie sind üblicherweise sehr perfektionistisch und erwarten von sich selbst immer deutlich mehr als von anderen. Zugleich fällt es ihnen schwer, Verantwortung abzugeben.

Kommt dir das bekannt vor? Dann gehe heute mit diesem Thema ganz besonders aufmerksam um. Wann immer dir auffällt, dass du zu Perfektionismus neigst und dir somit Druck erzeugst, der gar nicht unbedingt nötig ist, notiere dir kurz die Situation. Es genügen einige Stichworte. Das klingt vielleicht albern, aber: Alles, was wir uns bewusst machen und aufschreiben, lässt sich verändern. Es bekommt einen anderen Stellenwert. Du kannst deine (übersteigerten) Ansprüche an dich selbst besser wahrnehmen und einordnen - und du kannst die Notbremse zukünftig viel schneller ziehen, weil du dir der Mechanismen bewusst bist.

Welche Strategien kannst du anwenden, um weniger in die Perfektionismus-Falle zu tappen? Was könnte dich lockerer machen? Wem kannst du trauen, wo kannst du Verantwortung abgeben? Was macht dir das Leben leichter?

Wie möchtest du dich heute fühlen?

Was ist dir heute wichtig? Wie möchtest du diesen Tag gestalten?

Reflexion am Abend

Wie hast du dich heute gefühlt?

Was hast du geschafft? Was hat Spaß gemacht? Worauf bist du stolz?

WOCHENRÜCKBLICK – WOCHE EINS

Unsere erste gemeinsame Woche ist vorüber - Zeit für einen kleinen Rückblick. Wie ist es dir in den letzten sieben Tagen ergangen? Bist du zu neuen Erkenntnissen gekommen oder hast neue Strategien ausprobiert? Ist dir der eine oder andere Gedanken gekommen, in den du noch tiefer einsteigen möchtest? Was immer weiter erforscht werden möchte, gehe ihm unbedingt nach. Es kann dich auf wichtige Wege führen.

Wie habe ich mich in der letzten Woche gefühlt?

Was war mir in der letzten Woche wichtig?

Was habe ich in der letzten Woche Positives erreicht?

Was war in der letzten Woche noch nicht so gut? Was möchte ich verbessern?

PLANUNG DER ZWEITEN WOCHE

Herzlich willkommen zu unserer zweiten gemeinsamen Woche! Ich finde es wunderbar, dass du dranbleibst und dich weiterhin jeden Tag mit dir selbst beschäftigen möchtest. Es zeigt, dass du dich wichtig nimmst und dass du es dir wert bist, dich um dich selbst zu kümmern.

Was wünschst du dir für die zweite Woche? Was kannst du dir vornehmen, um diese Woche so erfüllt und glücklich wie möglich zu leben? Vielleicht wird dir schon beim Anblick deines Terminplanes ein wenig flau - viele Menschen wissen kaum, wie sie die ganzen Herausforderungen bewältigen sollen. Dass du dich trotz (oder gerade wegen!) deines Hashimotos nicht unterkriegen lässt, verdient Respekt und Hochachtung. Erlaube dir, stolz auf dich zu sein. Es ist nicht selbstverständlich, dass du jeden Tag aufstehst und dein Bestes gibst.

Noch einmal: ES IST NICHT SELBSTVERSTÄNDLICH!

Welche Pläne schweben dir für diese Woche vor?

Wie kannst du dir selbst etwas Gutes tun?

Was ist dir diese Woche wichtig?

TAG 8 – SELBSTWERT & SELBSTLIEBE

Perfektionistische Menschen sind aus vielen unterschiedlichen Gründen perfektionistisch. Ein wichtiger Punkt ist oft mangelnder Selbstwert. Der Perfektionismus entsteht dann aus der Angst vor Fehlern heraus. Fehler um jeden Preis vermeiden wollen, weil man deshalb abgelehnt oder für unfähig gehalten werden könnte - dieses Thema findet sich bei vielen Menschen mit Autoimmunprozessen.

Das Gefühl, wenig wert zu sein, wurzelt in der Kindheit. Oftmals – natürlich nicht immer! - kommen Schilddrüsenpatienten aus Familien, die ihnen nur wenig Anerkennung zollten. Dies geschah aus Unverständnis oder mangelnder Aufmerksamkeit, häufig auch aus reiner Unwissenheit und ganz sicher nicht in böser Absicht - bei dem Kind aber hinterließ es den Eindruck, mit all seinen Talenten, Interessen und Träumen nicht wertvoll zu sein.

Viele von Schilddrüsenstörungen Betroffene sind extrem sensibel. Es ist nicht schwer, sich vorzustellen, welche Verletzungen unachtsamer Umgang mit dieser Sensibilität bei ihnen schon als Kinder ausgelöst hat.

Irgendwann automatisierte sich der Prozess. Nun ist es die eigene innere Stimme, die immer Zweifel anbringt. Es gibt Fälle, in denen diese Menschen sich selbst regelrecht hassen. Folgen dieses mangelnden Selbstwertgefühls können Selbstsabotagen in unterschiedlichster Form sein. Es wird sich zu wenig zugetraut, zu wenig gemacht, zu wenig für die eigenen Träume und Visionen gekämpft. Gelegentlich tauchen Essstörungen auf, die alles noch schwieriger machen. Wer mit sich selbst und seinem Erscheinungsbild unglücklich ist, kann nur sehr schwer ein positives Selbstbild aufbauen.

Viele Betroffene sind zudem mit einem großen Wunsch nach Harmonie und Ruhe ausgestattet, so dass sie lieber klein beigeben als für die eigenen Überzeugungen zu kämpfen. Es erscheint leichter, unauffällig zu bleiben als sich durchzusetzen - und so vielleicht wieder Kritik auf sich zu ziehen.

Findest du dich selbst in der Schilderung wieder? Ist dir bewusst, wo genau dein eigener Selbstwert am Boden liegt? Notiere dir heute deine wunden Punkte. Welche Gedanken und/oder welches Verhalten sorgt dafür, dass du immer wieder zu der (zerstörerischen!) Annahme kommst, wenig wert zu sein?

Es gibt unzählige Möglichkeiten, den Selbstwert Stück für Stück aufzubauen und zu stärken. Das ist unglaublich wichtig, denn mit einem geringen Selbstwert lebst du, als würdest du in einem dich begrenzenden Käfig sitzen. Das Leben bietet aber so viel mehr!

Notiere ab heute bitte jeden Tag 5 Dinge, die dir gut gelungen sind. Ja. Jeden Tag! Du kannst das gleich mit deiner Arbeit mit diesem Buch verbinden und solltest es unbedingt fortführen, wenn unsere gemeinsame Zeit hier vorbei ist.

Warum? Es gibt kein einfacheres und effektiveres Mittel, um dir selbst vor Augen zu führen, was du jeden Tag leistest. Du bist es wert, wahrgenommen zu werden - vor allem von dir selbst! Sei es dir also erst einmal wert, deine Erfolge aufzuschreiben. Das können Kleinigkeiten sein. Vielleicht hast du jemanden zum Lächeln gebracht? Dich gut um dich selbst gekümmert? Sport getrieben, dich gesund, ernährt, dich entspannt, beruflich etwas Wichtiges erledigt? Schreibe es jeden Tag auf. Langfristig bekommst du so eine Schatzkiste voller Erfolge, in denen du blättern kannst. Sobald etwas aufgeschrieben wurde, bekommt es einen anderen Stellenwert. Sei es dir selbst unbedingt wert, deine täglichen Erfolge aufzuschreiben. Du wirst sehen, es wird sich sehr positiv auswirken.

Wie möchtest du dich heute fühlen?

Was ist dir heute wichtig? Wie möchtest du diesen Tag gestalten?

Reflexion am Abend

Wie hast du dich heute gefühlt?

Was hast du geschafft? Was hat Spaß gemacht? Worauf bist du stolz?

KLEINE ÜBUNG ZUM SELBSTWERT

Zeichne hier bitte ein schwarzes Strichmännchen ein. Es symbolisiert dich selbst. Es muss kein Kunstwerk werden, aber achte bitte darauf, dass du auch Details aufmalst, wie Augen, Mund, Finger und Füße.

Alles, was dir an deinem Körper gefällt, markierst du dann bitte mit der Farbe Grün und alles, was du an dir nicht magst, zeichnest du in der Farbe Rot. Blättere bitte erst um und lies weiter, wenn du diese Übung gemacht hast.

Und? Hast du dein Strichmännchen gemalt? Wie viel an ihm ist Grün geworden, wie viel Rot?

Selbstsichere Menschen mit einem guten Selbstwert neigen dazu, sehr viel an sich Grün zu markieren, weil sie über ein starkes positives Selbstbild verfügen. Je geringer der Selbstwert ausgeprägt ist, desto mehr rote Anteile finden sich im Bild.

Was sagt dir diese kleine Übung über dich und deinen subjektiv empfundenen Selbstwert?

An welchen Punkten kannst du noch heute ansetzen, um ein besseres Gefühl für dich selbst zu bekommen und dich langfristig mental zu stärken?

GEWICHTSPROBLEME

In diesem Tagesplaner möchte ich dir Anregungen für die Beschäftigung mit dem Hashimoto geben – aber ich möchte auch die Problematiken ansprechen, die mich persönlich vor allem betroffen haben. Das Gewicht war eine dieser Herausforderungen und die Tatsache, dass ich über viele Jahre einfach immer nur noch weiter zunahm, hat mich sehr unglücklich gemacht. Da ich weiß, wie vielen anderen Erkrankten es ebenfalls so geht, gibt es in diesem Buch einen speziellen Abschnitt zu diesem Thema.

Ich kenne niemanden mit Hashimoto, der nicht - zumindest ab dem Stadium der Unterfunktion - Probleme mit dem Gewicht bekam. Und ich kenne niemanden, für den das nicht eine enorme psychische und körperliche Belastung darstellt. Plötzlich steigt das Gewicht fast unkontrollierbar, obwohl sich nichts im Alltag ändert. Die meisten Betroffenen ernähren sich extrem achtsam und vernünftig, treiben Sport, meiden Alkohol - und trotzdem zeigt die Waage mehr und mehr Kilos an.

Das Gefühl, diesem Teil der Erkrankung hilflos ausgeliefert zu sein, verstärkt oft depressive Verstimmungen. Vermehrtes Körpergewicht lässt noch lethargischer werden und das Leben entwickelt sich zu einem einzigen Kampf: Gegen die Selbstzweifel, gegen das Gewicht, gegen die Müdigkeit, gegen die vermeintliche Willensschwäche, gegen sich selbst. Viele Hashimoto-Patienten mit Gewichtsproblemen wagen sich kaum noch vor die Tür, aus Angst, wegen der überschüssigen Kilos ausgelacht oder verachtet zu werden. Es ist schwieriger, einen guten Job zu bekommen, es ist schwieriger, sich selbstbewusst den alltäglichen Problemen zu stellen, Beziehungen und Freundschaften leiden – es ist schlicht und einfach schwieriger, glücklich zu sein. Ich selbst habe mehr als einmal unter dieser Herausforderung zu leiden gehabt.

In den schlimmsten Zeiten hatte ich ungefähr 30 Kilo Übergewicht. Bei einer Größe von 162cm und einem Gewicht von 89 Kilo ist das Leben einfach kein Spaß mehr. Man traut sich kaum noch etwas zu, meidet die Öffentlichkeit, zieht sich zurück. Dieses Gefühl bestimmte mein komplettes Studentenleben. Ich ernährte mich vollwertig, trieb Sport, doch nichts tat sich. Ich aß vegetarisch, kaum noch Fett, nahm sogar an einem mehrmonatigen Gewichtsreduktionsprogramm meiner Krankenkasse teil - mit dem Ergebnis, danach 7 Kilo mehr auf die Waage zu bringen als zuvor. Ich entwickelte eine handfeste Essstörung, machte mehrere Therapien um das wieder in den Griff zu bekommen und verzweifelte immer wieder an meiner vermeintlichen Willensschwäche. Im Nachhinein war es die pure Quälerei - über viele Jahre.

Als dann endlich der Hashimoto diagnostiziert wurde, war ich fast 30, hatte das Studium hinter mir und gerade in einer anderen Stadt ein neues Leben angefangen. Durch die Medikation verschwanden in kurzer Zeit immerhin schon einmal 10 Kilo, was für mich einem Wunder glich. Mein ganzer Körper schien aufzuatmen und ich merkte erst jetzt, wie erschöpft ich die ganze Zeit über gewesen war. Wie ich meinen Alltag mit der Doppelbelastung aus Studium und Studentenjob überhaupt jahrelang durchgehalten habe, ist mir noch heute ein Rätsel.

Meine Geschichte ist kein Einzelfall, sie ist eher die Regel. Daher ist es mir sehr wichtig, klarzustellen, dass es NICHT an fehlender Willenskraft liegt. Solltest du nicht vernünftig medikamentös eingestellt sein, kannst du dich auf den Kopf stellen - das Gewicht wird sich nicht einen Millimeter nach unten bewegen.

In meinem Fall halfen gut eingestellte Hormonwerte schon enorm weiter. In den folgenden Jahren experimentierte ich dann mit verschiedenen Ernährungsformen. Ich denke, dass jeder für sich selbst herausfinden muss, was gut funktioniert. Ich weiß von Hashimoto-Patienten, die sehr gut auf vegane Ernährung (die allerdings sojafrei sein sollte) ansprechen. Bei mir hat das absolut nicht funktioniert. Ich nahm nicht ab und es ging mir auch gesundheitlich nicht besonders gut. Eine Zeitlang lebte ich als Rohköstler, fühlte mich damit gut - doch das Gewicht veränderte sich kaum.

Was mir letztendlich geholfen hat, die Gewichtsproblematik in den Griff zu bekommen, konstant abzunehmen und mich dabei wirklich wohl zu fühlen, war die Umstellung auf ketogene Ernährung. Vielleicht hast du Lust, dich zu diesem Thema zu erkundigen, es würde den Rahmen dieses Buches sprengen - und ist vielleicht ein nächstes Buch wert …

Die bedeutendste Veränderung musste für mich im Kopf passieren. Seit Beginn der Gewichtsproblematik war mir von allen Seiten eingebläut worden, dass Fett die Ursache allen Übels ist und unbedingt vermieden werden muss. Stattdessen sollte ich viele Kohlenhydrate essen - Vollkornbrot, Vollkornnudeln, Getreide aller Art. Und natürlich Gemüse und Obst.

Wie ich heute weiß, war genau das für mich eine Katastrophe. Nicht nur, dass ich Getreideprodukte nicht vertrage, davon Bauchschmerzen bekomme und die Muskelschmerzen sich verschlimmern - ich hatte auch permanent Hunger, mein Blutzucker fuhr Achterbahn und ich entwickelte mit den Jahren eine handfeste Insulinresistenz nebst erhöhten Cholesterinwerten. Hätte ich so weitergemacht, wäre ich früher oder später unweigerlich in einen Diabetes Typ 2 hineingeschlittert.

Mein verzweifelter letzter Versuch war die absolute Abkehr von allem, was gemeinhin empfohlen wird. Ich strich sämtliche Getreideprodukte sowie Kartoffeln und Reis aus meinem Speiseplan, aß dafür viel Fisch, Fleisch und Eier sowie jede Menge Gemüse und ab und an Obst. Milchprodukte reduzierte ich so gut es ging. Einen Großteil meiner Energie beziehe ich aus Fett - ja, richtig gelesen: Fett! Butter, Sahne, Öle (allen voran Kokosöl), Nüsse und Samen. *Low Carb High Fat* hat sich für mich als Rettung erwiesen und ist offenbar die Ernährungsform, mit der mein Körper am besten klarkommt. Meine Seele übrigens auch. Heißhungerattacken gehören der Vergangenheit an und Zuckerhaltiges interessiert mich einfach nicht mehr. Es geht mir hervorragend, die Insulinresistenz ist rückläufig, das Cholesterin so niedrig wie nie zuvor und mein Gewicht geht stetig nach unten. Heute sind es noch 8 Kilo bis zum Normalgewicht und zum ersten Mal, seit ich mit Hashimoto lebe, fühle ich mich der Erkrankung nicht mehr ausgeliefert.

Das ist, wie oben bereits betont, mein Weg gewesen. Vielleicht ist das Geschilderte eine Anregung für dich. Vielleicht ist dein Weg raus aus der Kilofalle ein vollkommen anderer, weil dein Körper anders funktioniert und etwas anderes benötigt - das kann sein! Ich möchte dich einfach nur herzlich dazu einladen, nichts von vornherein auszuschließen. Lass dir nichts einreden, das nicht zu dir und deinem Körper passt. Achte gut auf dich, hole dir alle Informationen, die du bekommen kannst, tausche dich mit anderen Betroffenen aus. Es führen viele Wege nach Rom. Finde den Weg, auf dem du leicht und frei gehen kannst.

Gewicht kann ein Schutz sein … Benötigst du ein „dickes Fell“, oder hast es in der Vergangenheit gebraucht? Gilt das auch heute noch?

Was wäre in deinem Leben anders, wenn du schlank wärest?

Was kannst du noch heute tun, um dich auf den Weg hin zu einem gesunden und für dich passenden Gewicht zu machen? Welche Informationen brauchst du? Wer oder was kann dich unterstützen?

TAG 9 – KINDHEIT

Woran denkst du spontan, wenn du an deine Kindheit denkst? Welche Bilder kommen dir in den Kopf? Wie sah deine Kindheit aus, welche Gerüche erinnerst du, welche Farben, welche Gefühle, welche Geräusche? Warst du glücklich? Wann? Und gab es Zeiten, in denen du traurig warst? Wenn ja, warum?

Viele Patienten mit Autoimmunerkrankungen waren schon als Kinder in der Situation, vermitteln zu müssen und wenig Raum für sich selbst zu bekommen. Vielleicht musstest du schon als Kind sehr „erwachsen" sein. Vielleicht hattest du keine richtige Gelegenheit, deine Kindheitsträume zu leben oder fühltest dich schon damals irgendwie „falsch".

Beschäftige dich heute mit deiner Kindheit. Wichtig ist dabei, dass du nichts erzwingen musst. Forsche einfach neugierig in Erinnerungen. Was kommt dir in die Gedanken und welche Gefühle verbinden sich damit?

Welchen Kindheitstraum kann dein heutiges, erwachsenes Ich in die Tat umsetzen?

Schreibe deinem 9jährigen Ich einen Brief. Was möchtest du diesem Kind sagen? Was hältst du, aus deiner heutigen Sicht, für wichtig? Worauf soll es achten? Worum soll es kämpfen? Was gibst du ihm mit auf den Weg? Nimm dir dafür Zeit und Raum.

Wie möchtest du dich heute fühlen?

Was ist dir heute wichtig? Wie möchtest du diesen Tag gestalten?

Reflexion am Abend

Wie hast du dich heute gefühlt?

Was hast du geschafft? Was hat Spaß gemacht? Worauf bist du stolz?

TAG 10 – FAMILIE

Was verbindest du mit dem Wort „Familie“? Positives? Negatives? Manchmal hilft auch die Differenzierung zwischen der Ursprungsfamilie, aus der wir kommen und den Menschen, mit denen wir nun eine eigene Familie gegründet haben oder gründen möchten.

Eine Ursprungsfamilie kann sich niemand aussuchen. Wir werden in bestimmte Strukturen hineingeboren und müssen damit umgehen - ob wir nun wollen oder nicht. Deine Ursprungsfamilie hat dir etliches auf den Lebensweg mitgegeben und die Frage ist nun, ob du daran eher schwer oder eher leicht trägst - und vor allem, ob du zulässt, dass dich unangenehme Erlebnisse aus der Kindheit noch heute bremsen.

Wir haben keine Macht über das, was uns vom Leben als Herausforderung geschickt wird. Aber wir haben sehr wohl Einfluss auf unseren heutigen Umgang mit alten Mustern. Wenn es etwas gibt, das dich als Kind sehr verletzt hat und noch heute dazu führt, dass du nicht frei und entsprechend deiner Persönlichkeit agieren kannst, dann darfst du dir heute das Recht nehmen, es ganz bewusst loszulassen. Das macht nichts ungeschehen, aber du kannst dich dafür entscheiden, den alten Geistern nicht mehr die Macht über deine heutige Kraft, dein heutiges Leben und vor allem dein heutiges Glück zu überlassen.

Mit welchen Themen aus deiner Kindheit stehst du auf Kriegsfuß?

Geben oder rauben dir diese inneren Kämpfe Energie?

Wenn es sich um eine (oder mehrere) konkrete Personen aus deinem familiären Umfeld handelt, kannst du auch einen Brief aufsetzen, in dem du dir alles von der Seele schreibst. Keine Sorge - du musst den Brief nicht abschicken, wenn du das nicht möchtest. Aber es hilft beim Abnabeln und Loslassen. Geschehenes bleibt geschehen, aber dein Selbstwert und dein Respekt dir selbst gegenüber bestimmt darüber, wie viel Macht du den alten Geschichten heute noch einräumst. Hol dir deine Macht zurück. Hier findest du Platz für den Brief, den du natürlich auch am Abend schreiben kannst. Nimm dir dafür Ruhe und Zeit.

Wie möchtest du dich heute fühlen?

Was ist dir heute wichtig? Wie möchtest du diesen Tag gestalten?

Reflexion am Abend

Wie hast du dich heute gefühlt?

Was hast du geschafft? Was hat Spaß gemacht? Worauf bist du stolz?

REUE

Reue kommt bei vielen Menschen immer wieder auf, wird aber selten zugegeben oder auch nur angesprochen. Doch das unangenehme Gefühl kann wie ein Damoklesschwert ewig über uns hängen.

Egal, ob sich die Reue auf eine Erfahrung in der Familie, in Beziehungen oder in der Arbeitswelt bezieht - wir sind nicht frei in unseren Entscheidungen und Handlungen, solange wir alte Geschehnisse nicht verarbeitet haben und uns damit selbst geißeln. Manche Themen lassen sich nicht (mehr) auflösen - umso wichtiger ist es dann, sich selbst zu verzeihen und die alte Erfahrung als wertvoll in das Hier und Jetzt zu integrieren.

Übrigens: Die meisten Menschen bereuen am Ende ihres Lebens viel mehr, was sie nicht getan haben, als Fehler zu bedauern. Es sind die Dinge im Leben, von denen wir träumen und an deren Umsetzung wir uns – aus welchen Gründen auch immer – nicht herantrauen, die später bereut werden. Interessant, oder?

Wenn Reue eines deiner Themen sein sollte, kannst du mit Hilfe der folgenden Fragen tiefer auf Erkundungstour gehen.

Was bereue ich?

Warum bereue ich das?

Was hätte ich anders machen müssen, um jetzt nicht zu bereuen?

Gibt es etwas, das ich tun kann, um den damaligen Fehler oder das damalige Versäumnis noch ins Gute zu wenden? Was?

Wofür verurteile ich mich selbst?

Wie hart beurteile ich andere? Wie hart beurteile ich mich selbst?

Welche Fassaden erhalte ich aufrecht?

Wofür könnte Reue in meinem Fall gut sein?

Wie kann ich Reue in etwas Hilfreiches verwandeln?

Wie gut kann ich mir selbst verzeihen? Was kann ich tun, um mir zu verzeihen?

Wo muss ich anderen verzeihen, um selbst Frieden zu finden?

TAG 11 – SELBSTAUSDRUCK

Die Schilddrüse korrespondiert alternativmedizinisch gesehen mit dem Hals- oder Kehlkopfchakra. Die ihm zugeordnete Farbe ist Himmelblau, die zugehörigen Themen sind Selbstausdruck, Wahrheit, Kommunikation, Integrität und Authentizität sowie die Verbindung zum höheren Selbst.

Das führt uns zu interessanten Fragen, nämlich: Wie authentisch bist du? Wie stark lebst du deine eigene innere Persönlichkeit? Wie offen und klar kommunizierst du? Kannst du zum Ausdruck bringen, was dich bewegt? In jeder Lebenslage? In jedem Konflikt?

Um dein Leben in aller Fülle erleben zu können, brauchst du den Mut, dich auch zu zeigen, Standpunkte zu beziehen und dein Selbst authentisch und individuell leuchten zu lassen. Hast du dir schon einmal klargemacht, wie einzigartig du auf diesem Planeten bist? Niemand sonst ist wie du! Und niemand kann Dinge auf die gleiche Weise tun, wie du es machst …

Ziemlich beeindruckend, oder? Es gibt dich nur einmal. Die Welt verdient es, dass du dich zeigst, mit allem was du bist, kannst und weißt. Nicht mehr und nicht weniger bedeutet Selbstausdruck. Wie genau du das machst, bleibst natürlich immer dir überlassen.

Wie drückst du deine Persönlichkeit im Moment aus?

Was würde passieren, wenn du ab sofort dein inneres Leuchten nach außen dringen lässt? Wie reagiert dein Umfeld? Was würde sich verbessern, was wäre eventuell schlechter als zuvor?

Wie sehr würdest du davon profitieren, wenn du dir erlaubst, ganz du selbst zu sein und diese Individualität selbstsicher zu zeigen?

Es kann Mut erfordern, authentisch und klar für sich selbst einzustehen. Wovor hast du Angst?

Was genau kannst du heute tun, um dich selbst auszudrücken? Wie kannst du offen und zentriert in deinen Bedürfnissen sein? In welchem Lebensbereich soll dieser Ausdruck Raum finden?

TAG 12 – ARBEIT

Was bedeutet Arbeit für dich? Bist du glücklich mit dem, was du tust? Kannst du dich einbringen, ohne dich übermäßig zu erschöpfen, gönnst du dir genügend Pausen, erfüllt deine Arbeit dich mit Stolz, Freude und Sinn?

Ich vertrete die Meinung, dass wir nur in Dingen, die uns wirklich am Herzen liegen, wirklich gut sein können. Und ich vertrete die noch radikalere Meinung, dass es eine Verschwendung an wertvoller Lebenszeit ist, einer Arbeit nachzugehen, die uns nicht von ganzem Herzen erfüllt. Vielleicht ist der Hashimoto für dich ein Hinweis, der auch deine momentane Arbeitssituation auf den Prüfstand stellt. Für mich persönlich ergab sich aus dem Verlauf der Erkrankung die wichtige Erkenntnis, dass ich nicht alles schaffen muss. Nicht alles ertragen muss. Nicht alles mitmachen und erdulden und vor allem nicht alles gutheißen muss. Ich muss gar nichts – aber ich darf alles.

Ich habe mich ganz bewusst dafür entschieden, die Umstände in meinem Arbeitsleben zu ändern. Es wäre so nicht weitergegangen, früher oder später wäre der gesundheitliche Preis, den ich hätte zahlen müssen, zu hoch gewesen – ganz abgesehen von den Auswirkungen auf meine Psyche. Die ganzen Veränderungen anzugehen und durchzuhalten war kein einfacher Weg und es hat durchaus eine Weile gedauert, bis sich alles fügte. Doch das Ergebnis ist jede Mühe wert gewesen.

Wie bei einem großen Puzzle, das sich nach und nach zusammensetzt, ergab sich ein neues, für mich viel stimmigeres Bild. Heute gehe ich der Arbeit nach, die ich liebe. Ich teile meine Zeit frei ein und ich kann, sollte es nötig sein, flexibel auf den Verlauf meines Hashimoto reagieren.

Falls du jetzt denkst: „Schön, dass dir das gelungen ist - aber in meiner Arbeit ist das unmöglich!" möchte ich dir einige Impulse mitgeben:

Wie lässt sich dein Umfeld so anpassen, dass du trotz deines Hashimoto ein erfülltes und glückliches Arbeitsleben führen kannst? Oft unterschätzt man, was sich doch alles ändern lässt!

Sammle in Stichpunkten, was dir wichtig ist. Wie könntest du effizient arbeiten und dich dabei gut fühlen? Was brauchst du, um viel geben zu können?

Wenn deine aktuelle Arbeit Flexibilität nicht zulässt - wer sagt eigentlich, dass du in diesem Job bleiben musst? Überlege, welche Chancen du ergreifen würdest, wenn nichts schiefgehen könnte. Was würdest du dann tun?

Welche der Ideen, die du aufgeschrieben hast, sind auch in der Realität umsetzbar? Vielleicht kostet es ein wenig Mühe … Oder Mut …. Oder radikales Umdenken. Aber was davon liegt dir so am Herzen, dass es eine echte Chance verdient?

Finde heute eine Aktion, die dir das Arbeitsleben leichter und erfüllender macht und setze diese strikt um. Keine Kompromisse.

Wie möchtest du dich heute fühlen?

Was ist dir heute wichtig? Wie möchtest du diesen Tag gestalten?

Reflexion am Abend

Wie hast du dich heute gefühlt?

Was hast du geschafft? Was hat Spaß gemacht? Worauf bist du stolz?

TAG 13 – FREIHEIT

Selbstbestimmung, Unabhängigkeit und Freiheit sind weitere Themen, die sich aus der Zugehörigkeit der Schilddrüse zum Hals-Chakra ergeben. Viele Hashimoto-Betroffene neigen dazu, ihr Licht unter den Scheffel zu stellen. Sie können es sich nur schwer vorstellen, selbstbestimmt und unabhängig zu agieren - meist aus Angst, andere Menschen damit zu verletzen oder unangenehm aufzufallen.

In welchen Lebensbereichen sehnst du dich nach mehr Freiheit?

Wie sieht diese Freiheit für dich aus? Wie kannst du sie dir zukünftig verschaffen?

Was ist das Schlimmste, das passieren kann, wenn du deine Freiheit, Unabhängigkeit und Selbstbestimmung einforderst?

Was ist das Beste, das dir passieren kann, wenn du es tust?

Finde heute eine Aktion, die deine Freiheit, Unabhängigkeit und Selbstbestimmung stärkt und führe sie durch. Egal, was andere über dich denken. Tu es und genieße ganz bewusst, dass du dich selbst wichtig nimmst. Wofür entscheidest du dich?

Wie möchtest du dich heute fühlen?

Was ist dir heute wichtig? Wie möchtest du diesen Tag gestalten?

Reflexion am Abend

Wie hast du dich heute gefühlt?

Was hast du geschafft? Was hat Spaß gemacht? Worauf bist du stolz?

TAG 14 – SELBSTWIRKSAMKEIT

Viele Hashimoto-Betroffene klagen darüber, sich hilflos und ausgeliefert zu fühlen. Sie sind müde, kraftlos, für alles fehlt die Energie. Solltest du noch nicht optimal medikamentös eingestellt sein, lasse dich nicht vertrösten oder wegschicken. Bestehe bitte darauf, dass alles genau überprüft wird.

Vielleicht genügt ein T4-Präparat nicht. Vielleicht leidest du unter einer Umwandlungsstörung. Eventuell sind aber auch die Eisenwerte nicht optimal oder Vitamin D oder Vitamin B12 fehlt. Es gibt unendlich viele Möglichkeiten, warum du müde und erschöpft bist. Sei hartnäckig, erweitere dein Wissen über die Erkrankung (es gibt dafür inzwischen sehr viele sehr gute Bücher auf dem Markt) und stehe für dich selbst ein. Du selbst kannst am besten beurteilen, wie du dich fühlst – und solange dein Befinden nicht zufriedenstellend ist, bleibe bitte am Ball.

Selbstwirksamkeit bedeutet, dass wir selbst etwas bewegen und durchsetzen, was uns wichtig ist. Die Tatsache, dass du dich nicht zum Spielball machen lässt - egal ob auf der Arbeit, in der Familie oder beim Arzt - stärkt langfristig dein Selbstwertgefühl.

Nutze ab sofort jede Gelegenheit, um dich selbst wichtig zu nehmen. Du sollst dabei natürlich nicht zum egozentrischen Monstrum werden - eine Angst, die viele Menschen mit Schilddrüsenstörungen haben, sobald sie beginnen, Grenzen zu ziehen und sich durchzusetzen. Aber diese Angst ist meist unbegründet. Nur, weil du dich selbst wichtig nimmst, wirst du nicht zum Egoisten. Im Gegenteil. Du erhöhst einfach nur die (längst überfällige!) Wahrnehmung deines eigenen Wertes. Es wird dir gut tun.

Was kannst du heute tun, um selbstwirksam zu sein? Wo kannst du etwas bewegen, das dir wichtig ist?

Wie möchtest du dich heute fühlen?

Was ist dir heute wichtig? Wie möchtest du diesen Tag gestalten?

Reflexion am Abend

Wie hast du dich heute gefühlt?

Was hast du geschafft? Was hat Spaß gemacht? Worauf bist du stolz?

WOCHENRÜCKBLICK – WOCHE ZWEI

Eine weitere Woche liegt hinter dir. Du hast ganz sicher vieles ausprobiert und eine Menge aufgeschrieben – du kannst stolz auf dich sein, dass du so konsequent am Ball bleibst. Die Arbeit mit all diesen Themen ist nicht immer einfach …

Eine Zusammenfassung kann helfen, sich noch einmal bewusst zu machen, an welchem Punkt man gerade steht, was sich getan hat und was noch in Bewegung ist. Nimm dir die Zeit für diese Reflexion.

Wie habe ich mich in der letzten Woche gefühlt?

Was war mir in der letzten Woche wichtig?

Welche positiven Dinge habe ich in der letzten Woche erreicht?

Was war in der letzten Woche noch nicht so gut? Was möchte ich verbessern?

PLANUNG DER DRITTEN WOCHE

Hallo und willkommen zu unserer dritten gemeinsamen Woche!

Wie geht es dir? Mit welcher Haltung startest du in die kommenden sieben Tage? Hier findest du wieder Raum, um festzuhalten, was dir wichtig ist, was du schaffen möchtest, worauf du besonders achten willst. Eine Woche kann mit sehr viel mehr Klarheit und Ruhe erlebt werden, wenn wir uns bewusst machen, was wir von uns selbst und von anderen erwarten. Nimm dir deshalb einen Moment Zeit, um über folgende Fragen nachzudenken und dir Notizen zu machen.

Welche Pläne schweben dir für diese Woche vor?

Wie kannst du dir selbst etwas Gutes tun?

Was ist dir diese Woche wichtig?

TAG 15 - KREATIVITÄT

Selbstausdruck äußert sich natürlich auch im Bereich der Kreativität. Es gibt so viele Felder, in denen kreatives Schaffen möglich ist. Du kannst schreiben, kochen, gärtnern, handarbeiten, du kannst malen, zeichnen oder singen, ein Instrument lernen, Möbel oder Kleidung designen … die Möglichkeiten sind nahezu unbegrenzt.

Vielen Hashimoto-Patienten hilft es, sich auf kreative Weise mit der Erkrankung und den damit verbundenen Belastungen auseinanderzusetzen. Es ist ein Weg, um sich auszudrücken und auch die unbewusste Ebene mit einfließen zu lassen. Du musst nichts von dem, was im kreativen Prozess entsteht, erklären. Du musst auch nicht versuchen, besonders „gut" zu sein. Alles entsteht aus dir selbst heraus und genau deshalb ist es richtig, wie es eben ist.

Hashimoto hat viel mit der Entpuppung eines Schmetterlings zu tun. Solange du deinen Selbstausdruck im Leben - egal in welchem Bereich - nicht frei lebst, gleichst du einer Raupe in einem Kokon. Dieser Kokon schützt, aber er lässt auch nur begrenzt Bewegungsfreiheit zu. Du selbst kannst nun entscheiden, ob du die Individualität, die in dir wohnt, entdecken und zum Ausdruck bringen möchtest. Kreativität kann dafür ein wunderbarer erster Schritt sein. Nutze diese Chance! Du kannst dabei nur gewinnen.

Wo kannst du kreativ werden? Suche dir einen Bereich aus, der dir Freude macht. Es geht nicht um Perfektionismus. Es geht darum, dass frei aus dir herausfließen darf, was auf Ausdruck wartet.

Beginne noch heute mit einer kleinen kreativen Arbeit. Ein kurzes Gedicht? Eine kleine Skizze? Ein wildes buntes Bild? Ein neu kreiertes Kuchenrezept? Ein Song? Was auch immer sich zeigen möchte, gib ihm Raum. Selbstausdruck bringt dein Wesen in dieser Welt zum Fliegen. Erlaube dir, dich zu zeigen. Womit beginnst du?

Wie möchtest du dich heute fühlen?

Was ist dir heute wichtig? Wie möchtest du diesen Tag gestalten?

Reflexion am Abend

Wie hast du dich heute gefühlt?

Was hast du geschafft? Was hat Spaß gemacht? Worauf bist du stolz?

TAG 16 – RUHE & PAUSEN

Der Alltag der meisten Menschen wird heute von Stress und Betriebsamkeit bestimmt. Es gibt immer etwas zu tun, das Leben wird immer schneller und die Aufgaben, die zu bewältigen sind, werden immer komplexer.

Wie viel Ruhe gönnst du dir? Und wie sehen die Pausen aus, die du dir nimmst? Zwängst du Auszeiten zwischen die Alltagshektik oder zelebrierst du sie? Kannst du dein Smartphone auch mal abschalten? Bist du noch in der Lage, Ruhe auszuhalten oder fällt dir das schwer?

Es ist nicht immer einfach, sich die Ruhe zu nehmen, die man benötigt. Autoimmunprozesse zwingen uns aber irgendwann dazu, wenn wir nicht frühzeitig die Signale von Körper und Seele richtig deuten.

Woran erkennst du schon früh Erschöpfung bei dir selbst?

Welche Ressourcen hast du, um wieder Kraft zu tanken? Was gibt dir Energie? Erinnere dich an die Fragen zu den Kraftquellen.

Wie gehst du mit deinem Ruhebedürfnis bisher um? Schämst du dich, Pausen zu brauchen? Wenn ja, warum?

Kannst du in Ruhe sein? Ohne Ablenkung? Wie ist das für dich?

In welchen Bereichen bist du zu ruhig? Wo fehlt dir Lebenskraft, Enthusiasmus? Wo ist Stillstand?

Was kannst du ganz konkret tun, um dir im positiven Sinne die Ruhepausen zu gönnen, die Körper und Seele brauchen? Was entspannt dich?

Wie wäre es, wenn du in deinen Alltag ganz bewusst einige kleine Pausen einbaust? Oft genügen 5 oder 10 Minuten, um abzuschalten und auf andere Gedanken zu kommen. Nutze Erinnerungshilfen, damit du deine Ruhezeiten nicht übergehst, z.B. den Handywecker. Du wirst merken, dass du nach kurzer bewusster Entspannung wieder wesentlich konzentrierter an deine Arbeit zurückkehren wirst. Welche Erinnerungshilfen kannst du anwenden?

Spielt dein Umfeld mit? Kannst du mit Verständnis rechnen? Wenn nein - setze klare Grenzen. Niemand kann dein Ruhebedürfnis so gut beurteilen wie du selbst! Und niemand hat das Recht, dir vorzuschreiben, ob und wann du dir Ruhe und Erholung nehmen darfst.

Natürlich sind immer auch Kompromisse nötig. Aber wichtig ist, dass du lernst, dich auch in diesem Bereich wichtig zu nehmen. Dir steht ein gewisses Maß an Ruhe und Sammlung zu. Nimm sie dir und vor allem: Nimm sie dir ohne ein schlechtes Gewissen zu haben. Dein Körper und deine Seele werden dir dankbar sein.

Wie möchtest du dich heute fühlen?

Was ist dir heute wichtig? Wie möchtest du diesen Tag gestalten?

Reflexion am Abend

Wie hast du dich heute gefühlt?

Was hast du geschafft? Was hat Spaß gemacht? Worauf bist du stolz?

ANGST

Ängste tauchen bei vielen Menschen mit einer gestörten Schilddrüsenfunktion auf. Oft verbinden sie sich mit Anzeichen einer depressiven Verstimmung und steigern sich in schweren Fällen bis hin zu Panikattacken. Solltest du von Panikattacken betroffen sein, suche dir bitte unbedingt professionelle therapeutische Unterstützung. Dieses Buch reicht in dem Fall nicht aus. Da ich aber davon ausgehe, dass du die volle Verantwortung für dich und deine Gesundheit übernimmst - sonst würdest du dieses Buch gar nicht nutzen - rechne ich mit deinem Verständnis.

Für alle anderen, die sich fragen, warum sie immer wieder mit lähmenden Angstgefühlen unterschiedlichster Art zu tun bekommen, gibt es hier einige Fragen, die mehr Licht ins Dunkel bringen können.

Wovor habe ich Angst? Ist die Angst diffus oder kann ich genau benennen, was mir Angst bereitet?

Was hemmt mich?

Wie gehe ich mit Kritik um?

Wie gehe ich mit Konflikten und Streitgesprächen um?

Kann ich zu meiner Meinung stehen? In welchen Situationen fällt es mir leicht, in welchen schwer? Was muss ich lernen, um sicherer zu sein?

Wie gehe ich mit unsicheren Lebensumständen um?

Wie zeige ich mich der Welt und meinem Umfeld?

Wie sehr inszeniere ich mein Selbst und wann zeige ich mein wahres Ich? Wer darf mein wahres Ich kennenlernen? Warum?

Kann ich Kontrolle abgeben oder fällt mir das eher schwer?

Wie sehr vertraue ich mir selbst?

Traue ich mich, zu experimentieren, auch wenn ich nicht weiß, wohin es führt? In welchen Fällen kann ich das? Wann ist es schwer?

Wie spontan bin ich? Was hindert meine Spontanität am freien Fließen?

Ängste sind häufig mit einem geringen Selbstwertgefühl verbunden, mit einem hohen Sicherheitsbedürfnis und wenig Vertrauen in die eigenen Fähigkeiten, jede noch so schwere Situation meistern zu können. Erinnere dich bitte an schwere und/oder angsteinflößende Momente in deinem Leben und rufe dir die Strategien wieder ins Bewusstsein, die dir damals geholfen haben.

TAG 17 – AUFOPFERUNG

Neigst du dazu, immer alles für andere zu geben und dich mehr oder weniger aufzuopfern? Selbst, wenn du merkst, dass du dafür nur wenig oder gar keinen Dank erhältst? Dann herzlich willkommen im Club – es geht vielen Menschen mit Autoimmunerkrankungen ähnlich.

Es ist für sie selbstverständlich, immer zuerst an das Wohl anderer zu denken und sich selbst dabei zurückzunehmen. Bei manchen kommt früher oder später das Gefühl auf, mit den eigenen Wünschen und Bedürfnissen regelrecht „unsichtbar" zu sein, ständig übergangen zu werden. Das kann wünschenswert sein, solange das Selbstwertgefühl dermaßen am Boden liegt, dass man am liebsten gar nicht wahrgenommen werden möchte. Aber natürlich lässt sich das Leben so nicht wirklich genießen.

Eine wichtige Aufgabe, die der Hashimoto uns stellt, ist das Setzen von Grenzen. Es geht sowohl darum, anderen Menschen die Grenzen aufzuzeigen, die bei uns nicht überschritten werden dürfen ("Bis hierhin und nicht weiter!") als auch um das Erlernen des Einhaltens der eigenen Grenzen. Wer dazu neigt, immer zu viel zu tun, zu viel zu arbeiten, zu viel zu geben, überschreitet damit permanent auch die gesunden Grenzen der eigenen Persönlichkeit. Man kann nicht ewig zu viel von sich fordern, ohne dabei auszubrennen. Deshalb ist es wichtig, sich bewusst zu machen, wie man persönlich mit dem Thema Grenzen umgeht.

In welchen Bereichen neigst du dazu, dich aufzuopfern? Wie fühlt sich das für dich an?

Wie stehst du zum Thema Grenzen und Grenzziehung? Welche Gefühle tauchten bei dir auf, wenn du darüber nachdenkst?

Kannst du klare Grenzen setzen, wenn jemand etwas von dir fordert, das du eigentlich nicht zu geben bereit bist? Oder übergehst du diese innere Sperre, um anderen zu gefallen? Wenn ja, warum ist das so? Wovor hast du Angst?

Kennst du die Grenzen deiner eigenen Leistungsfähigkeit oder gibst du immer mehr als du eigentlich kannst? Welche Auswirkungen hat das auf dich und dein Wohlbefinden?

Und was würde geschehen, wenn du deine Grenzen ab sofort akzeptierst und sie liebevoll in dein Leben integrierst? Es geht nicht darum, sich selbst etwas zu verbieten. Es geht darum, mehr Kraft zu gewinnen, indem man überflüssigen Energieräubern keine Nahrung mehr anbietet.

Nimmst du dir genügend Zeit für dich selbst? Wenn nein, fange damit an. Nimm dir Freizeit, die du nur mit dir verbringst und fülle diese Zeit mit Aktivitäten, die dir gut tun und dich stärken. Musik? Sport? Spaziergänge? Lesen? Ein Einkaufsbummel? Was auch immer dir Freude macht, reserviere dafür genügend Zeit – was könnte dich stärken?

Wie möchtest du dich heute fühlen?

Was ist dir heute wichtig? Wie möchtest du diesen Tag gestalten?

Reflexion am Abend

Wie hast du dich heute gefühlt?

Was hast du geschafft? Was hat Spaß gemacht? Worauf bist du stolz?

NOTBREMSEN BEI RÜCKFÄLLEN IN ALTE MUSTER

Während der Arbeit an sich selbst kommt früher oder später immer ein Zeitpunkt, an dem man glaubt, alles wieder in sich zusammenfallen zu sehen. Alte Verhaltensmuster und Glaubenssätze sind zäh. Doch was genau ist ein Rückfall eigentlich? Nichts weiter als ein kurzfristiger Schritt auf ein Terrain, das dir schon lange vertraut ist und das sich deshalb sicherer anfühlt als die Leichtigkeit des Schmetterlings, der sich noch schwankend und ein wenig unsicher in die Luft erhebt.

Wenn du merkst, dass du wieder in alte Gedanken oder Verhaltensweisen rutscht – keine Panik! Durchatmen. Entspannen. Eine kurze Zwischenlandung wird dich nicht daran hindern, wieder erneut zu Höhenflügen anzusetzen. Du musst es nur bewusst beschließen. Du hast an jedem Tag die absolut freie Wahl, für welche Gedanken und für welches Verhalten zu dich entscheidest. Du kannst selbst bestimmen, wie sehr dich etwas aus der Bahn wirft. Wie bereits erwähnt – du hast keinen Einfluss darauf, welche Schicksalsschläge das Leben dir in den Weg wirft. Aber du hast immer die Wahl, wie du darauf reagierst, ob du dich blockieren und zu Boden werfen lässt, oder ob du ganz bewusst in deiner Balance bleibst. Weil du es so möchtest.

Lass dich von Rückfällen nicht beirren, sie gehören einfach dazu. Alles andere wäre nicht menschlich. Betrachte sie als einen Teil des Weges und setze deine Reise fort. Sie führt dich schließlich immer weiter hin zu dir selbst - und das Tempo dieser Reise bestimmst ohnehin du allein. Niemand kann und wird es dir abnehmen und genau darin liegt eine wunderbare und große Chance, dein Leben ganz nach deinen Wünschen zu gestalten – Hashimoto hin oder her.

Hilfreiche Notfallhelfer bei Rückfällen

- Schreibe dir Nachrichten! Es eignen sich dafür Post-its oder andere kleine Zettel, auf denen du notiert hast, warum du dich für mehr Leichtigkeit, Freiheit und Selbstausdruck entschieden hast. Klebe dir diese Nachrichten z.B. an den Badezimmerspiegel, den Kühlschrank oder an einen anderen Ort, an dem du sie häufig siehst. Sie erinnern dich so immer wieder daran, dass diese Reise Sinn und Wert hat. Das hält dich auch an schweren Tagen auf Kurs.

- Finde ein Lied, das für dich diese positive Reise zu dir selbst verkörpert. Ein Lied, mit dem du Selbstbewusstsein, Unabhängigkeit, Authentizität und Kraft verbindest. Höre es , wenn es dir schlecht geht. Es wird dir helfen, dich wieder darauf zu besinnen, worum es eigentlich geht - um deine eigene Stärke, die gelebt werden möchte. Und um dein Strahlen in der Welt.

- Du kannst dir zur Erinnerung auch einen Gegenstand suchen, den du immer bei dir trägst. Es eignet sich z.B. ein hübscher Stein, den du wie einen „Fels in der Brandung" immer in der Tasche dabeihaben kannst. Oder etwas anderes, das handlich ist und dich daran erinnert, wie wertvoll du bist und welche Kraft in dir wohnt.

- Auch Düfte sind kostbare Anker, die du mit Kraft, Selbstwert und Freiheit verbinden kannst. Wähle einen Duft, der dir gefällt, z.B. ein ätherisches Zitrusöl oder den Duft nach Lavendel, Rosmarin oder Orange - was auch immer sich für dich stimmig anfühlt. An Tagen, an denen dich Zweifel plagen oder du in alte Muster verfällst, kannst du einige Tropfen des Öls auf ein Stofftaschentuch geben oder in einer Duftlampe verdampfen lassen. Der Geruch wird dir dabei helfen, dich wieder auf das eigentliche Ziel zu besinnen.

- Achtsamkeit kann ebenfalls eine große Stütze sein. Gerade an schwierigen Tagen ist es wichtig, dass du dir die positiven Dinge bewusst machst. Du kannst dir zum Beispiel sagen, wie schön es ist, dass du gerade merkst, dass dir die Sonne auf die Nase scheint. Oder wie schön es ist, dass du an der frischen Luft spazieren gehen kannst. Oder wie schön es ist, dass du die Ruhe in deinem Bett liegend genießen kannst. Oder wie schön es ist, dass auf deinem Weg zur U-Bahn ein Blumenladen wundervollen Duft verströmt.

Es geht ausdrücklich nicht darum, sich einzureden, dass alles schön ist und die schlechten Dinge dabei oberflächlich zu verdrängen. Es geht vielmehr darum, die Momente bewusst wahrzunehmen und ganz im Hier und Jetzt zu sein. Wenn deine Aufmerksamkeit für einen Moment ganz bei etwas Schönem verweilt, dann ist in diesem Zeitfenster kein Raum für Negativität. Diese Grundhaltung kann dir einen schwierigen Tag sehr viel einfacher machen.

TAG 18 – GEBEN & NEHMEN

Geben und nehmen muss in Balance sein, damit sich wirkliche Zufriedenheit einstellt. Patienten mit Hashimoto neigen aber oft dazu, pausenlos zu geben und ihre eigenen Bedürfnisse zu unterdrücken. Nehmen bzw. annehmen fällt hingegen oft sehr schwer. Langfristig führt das zu Unzufriedenheit und Groll gegen sich selbst.

In welchen Lebensbereichen fällt es dir leicht, zu geben? In welchen ist es schwer?

In welchen Lebensbereichen fällt es dir leicht, zu nehmen? In welchen ist es schwer?

Wo könntest du ganz bewusst beschließen, in einem bestimmten Lebensbereich in Zukunft ebenso viel zu nehmen wie zu geben?

Was würde geschehen, wenn du plötzlich nur noch die Hälfte gibst? Was wäre das Schlimmste, das passieren könnte? Und was das Beste?

Wie möchtest du dich heute fühlen?

Was ist dir heute wichtig? Wie möchtest du diesen Tag gestalten?

Reflexion am Abend

Wie hast du dich heute gefühlt?

Was hast du geschafft? Was hat Spaß gemacht? Worauf bist du stolz?

TAG 19 - SELBSTZERSTÖRUNG

Autoimmunerkrankungen sind Vorgänge, bei denen sich das Immunsystem gegen körpereigene Strukturen richtet. Es arbeitet aggressiv gegen den eigenen Körper. Auch bei der Hashimoto Thyreoiditis ist dies der Fall. Ursächlich werden verschiedene Faktoren diskutiert. Virusinfektionen, genetische Veranlagung, Stress, Ernährungsfehler, hormonelle Verschiebungen – sicher ist man sich nicht.

Die Frage, die sich aus alternativmedizinischer Sicht immer bei selbstzerstörerischen Prozessen stellt, ist: Was bewegte das Immunsystem dazu, sich irgendwann gegen den Menschen selbst zu richten? Der Gedanke der Selbstzerstörung im psychosomatischen Kontext gefällt nicht jedem und manche Menschen möchten sich auch lieber nicht damit befassen. Das ist in Ordnung. Nicht auf jeden muss das zutreffen. Wenn du aber generell Interesse daran hast, findest du folgend einige Fragen, die dir beim Forschen weiterhelfen können.

Neigst du dazu, sehr vieles zu „schlucken“, anstatt zu äußern, was dir missfällt?

Kannst du dich erinnern, wann das begann? Gab es vielleicht ein Schlüsselerlebnis, einen Auslöser?

Warum kannst du Aggressionen nicht nach außen leben? Was hindert dich?

Wer hat dir beigebracht, dass sich so etwas nicht schickt? Und vor allem: Möchtest du, dass diese Person noch heute Macht über dein Leben hat?

Was könnte im schlimmsten Fall passieren, wenn du die Aggressionen in Zukunft nach außen richtest, statt auf dich selbst? (Das bedeutet natürlich nicht, dass du gewalttätig gegen Menschen, Tiere oder Gegenstände werden sollst. Aber es kann zum Beispiel bedeuten, dass du klar und deutlich kommunizierst, wenn dir etwas missfällt. Erinnerst du dich? Das Hals-Chakra hat u.a. mit klarem Ausdruck und Kommunikation zu tun …)

Welche Ventile für Aggressionsabbau fallen dir spontan ein?

Wie möchtest du dich heute fühlen?

Was ist dir heute wichtig? Wie möchtest du diesen Tag gestalten?

Reflexion am Abend

Wie hast du dich heute gefühlt?

Was hast du geschafft? Was hat Spaß gemacht? Worauf bist du stolz?

TAG 20 – ZIELE & VISIONEN

Hashimoto kann manchmal so ermüdend sein, das man kaum noch wagt, Pläne zu machen. Schließlich weiß man nie, wie man sich am nächsten Tag, in der kommenden Woche, im Sommer oder im nächsten Jahr fühlt. Das kann viele Menschen davon abhalten, ihre Träume und Visionen in die Tat umzusetzen. Ein solch abwartendes Verhalten führt aber dazu, dass alles nur noch weiter stagniert und sich früher oder später Frustration breitmacht. Nichts bewegt sich mehr wirklich und eigentlich kreist insgeheim doch immer alles um den Hashimoto.

Wir haben uns schon zu Beginn des Buches mit deinen Zielen befasst, erinnerst du dich? Du hast dich damit beschäftigt, wie du trotz deiner chronischen Erkrankung leben möchtest. Jetzt greifen wir das wieder auf.

Es ist sehr wichtig, dass du Träume hast, deine Ziele umsetzt und langfristige Visionen für dein Leben entwickelst. Hashimoto hin oder her, du hast es verdient, das Leben zu leben, das du dir wünschst und das dich glücklich macht! Beschließe heute ganz bewusst, dass dich diese Erkrankung nicht mehr davon abhalten wird, an der Verwirklichung deiner Träume zu arbeiten. Vielleicht hat sich während der Arbeit mit diesem Buch einiges bei dir gewandelt. Beschäftige dich deshalb bitte heute mit diesem Thema.

Welche Träume hast du? Was möchtest du in deinem Leben erreichen?

Mache aus mindestens einem der Träume ein konkretes Ziel. Das bedeutet, dass du klar formulierst WAS du möchtest, WIE du dich damit fühlst und WANN du es erreicht haben möchtest. Erinnerst du dich, wie man Ziele formuliert? Zu Beginn des Buches hatten wir es schon einmal besprochen. Wichtig ist die Gegenwartsform. Wenn du dir also z.B. wünschst, ein eigenes Café zu eröffnen, dann lautet eine mögliche Zielsetzung: „Ich, [dein Name], führe ab dem [Datum einsetzen] ein lukratives und gut besuchtes eigenes Café in [Ort einsetzen] mit [Anzahl einsetzen] Mitarbeitern. Die Arbeit dort macht mich glücklich und erfüllt mich, weil ich mein eigener Chef bin."

Welchen Traum formulierst du heute zu einem Ziel? Vielleicht möchtest du dein Idealgewicht erreichen, eine Weltreise unternehmen, eine Familie gründen oder deinen Traumjob bekommen? Lass es nicht bei einem Traum. Formuliere ein Ziel und plane dann die Schritte, die zum Erreichen des Zieles notwendig sind. Eine Hashimoto-Erkrankung kann manchmal unsere Prioritäten ändern, aber sie sollte uns niemals davon abhalten, an der Verwirklichung unserer Träume zu arbeiten.

Mein Ziel

Falls es dir schwer fällt, Ziele festzulegen: Stell dir vor, du bist 90 Jahre alt und sitzt in deinem Schaukelstuhl auf der Veranda. Wie soll das Leben aussehen, auf das du zurückblickst? Schreibe es aus der Sicht dieser 90jährigen Person auf!

Mein zufriedener Blick zurück aus dem Schaukelstuhl

Wie möchtest du dich heute fühlen?

Was ist dir heute wichtig? Wie möchtest du diesen Tag gestalten?

Reflexion am Abend

Wie hast du dich heute gefühlt?

Was hast du geschafft? Was hat Spaß gemacht? Worauf bist du stolz?

TAG 21 – AUSBLICKE

Wir sind am letzten Tag dieses Arbeitsbuches angekommen. In den vergangenen drei Wochen hast du dich intensiv mit dir selbst beschäftigt. Wie kann es nun weitergehen?

Ich würde vorschlagen, dass du auch weiterhin jeden Tag kurz aufschreibst, wie es dir geht. Wichtig ist dabei, positive Erlebnisse zu notieren sowie Fortschritte, die du bemerkst. Notiere jeden Tag mindestens 5 Dinge, die dir gut gelungen sind - und seien sie auch noch so klein. Du lenkst so deine Aufmerksamkeit verstärkt auf die Erfolge in deinem Leben. Das macht dich langfristig stabiler, so dass du auch mit Rückfällen besser umgehen kannst. Sie werden dich dann nicht mehr so sehr aus der Bahn werfen.

Außerdem solltest du dir überlegen, welche Pläne du für die nähere Zukunft hast, was dir wichtig ist und wie du die nächsten Monate verbringen möchtest. Dazu findest du hier einige Fragen.

Welche Ziele hast du für die nächsten 3 Monate?

Womit möchtest du dich in den kommenden 3 Monaten vor allem beschäftigen? Was ist dir wichtig?

Welche Rolle soll deine Hashimoto-Erkrankung in dieser Zeit spielen?

Was bringt deinen inneren Schmetterling zum Fliegen? Wovon träumst du? Was kannst du noch heute tun, um an der Umsetzung zu arbeiten?

Wie möchtest du dich heute fühlen?

Was ist dir heute wichtig? Wie möchtest du diesen Tag gestalten?

Reflexion am Abend

Wie hast du dich heute gefühlt?

Was hast du geschafft? Was hat Spaß gemacht? Worauf bist du stolz?

WOCHENRÜCKBLICK WOCHE DREI

Unsere letzte gemeinsame Woche liegt hinter dir. Wie ist es dir ergangen? Hast du neue Themen für dich erschließen können, neugierig entdeckt, experimentiert? Blicke noch einmal ganz in Ruhe auf die letzten sieben Tage zurück und mache dir Notizen.

Wie habe ich mich in der letzten Woche gefühlt?

Was war mir in der letzten Woche wichtig?

Welche positiven Dinge habe ich in der letzten Woche erreicht?

Was war in der letzten Woche noch nicht so gut? Was möchte ich verbessern?

UND NUN?

Es ist soweit - wir sind am Ende unserer kleinen gemeinsamen Reise angekommen! Ich hoffe, du hattest viel Freude mit diesem Buch, konntest den einen oder anderen neuen Gedanken mitnehmen und hast jede Menge Anregungen zur Selbstreflektion bekommen. Vor allem aber wünsche ich dir, dass in Zukunft der Hashimoto eine Unterstützung wird, statt nur Blockierer zu sein. Letztendlich entscheidest du selbst, wie viel Einfluss du dieser Erkrankung auf dein Leben gibst. Natürlich wird es immer wieder Phasen geben, in denen es weniger gut läuft als in anderen. Wichtig ist, dass du sie als das siehst, was sie sind: lediglich Phasen. Du bist keine Maschine. Es ist normal, dass Schwankungen auftreten. Ab sofort kannst du sie aber anders interpretieren.

Du kannst die Chancen und positiven Herausforderungen in ihnen sehen, statt der zerstörerischen Hemmnisse. Du kannst immer wieder aufstehen und an deiner Authentizität, deinem Selbstausdruck, deiner Unabhängigkeit und deiner Freiheit arbeiten. Du hast jeden Tag die freie Wahl, dich dafür zu entscheiden, den inneren Schmetterling in Leichtigkeit fliegen zu lassen. Allein die Erkenntnis, dass du wählen kannst, sollte dir Mut und Zuversicht geben. Niemand zwingt dich dazu, immer zu fliegen. Du kannst auch einmal einen Tag oder länger am Boden bleiben. Aber dir sollte bewusst sein, dass der Hashimoto dich nicht am Fliegen hindert. Weil du selbst es nicht zulässt.

Ich wünsche dir eine wunderbare weitere Lebensreise. Lass es dir ganz besonders gut gehen.

Von Herzen

Deine Rea Bachmann

29439218R00087

Printed in Poland
by Amazon Fulfillment
Poland Sp. z o.o., Wrocław